何でも調べればわかる今、
レジデントノートが
めざすもの

創刊21年目、レジデントノートは皆さまの声を聞きながら、
「研修医が現場で困っていること」や「意外と教わらないこと」、
「研修中に必ず身につけたいこと」をこれからも取り上げます。

そして、研修医に必要なことをしっかり押さえた、
具体的でわかりやすい解説を大切にします。

救急外来や病棟はもちろん、新しい科をローテートするとき、
あるテーマについて一通り勉強したいときも
ぜひ本誌をご活用ください。

私たちはこれからも読者の皆さまと
ともに歩んでいきます。

研修医を応援する単行本も続々発刊！

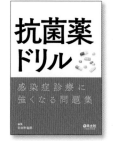
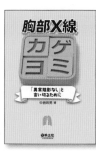
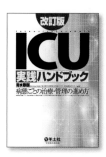
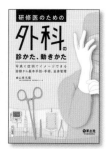
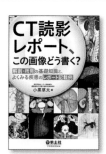

羊土社

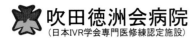

吹田徳洲会病院
（日本IVR学会専門医修練認定施設）

新しいがん治療を学びませんか

がんカテーテル治療センター 医師募集

センターの特徴

　がんに対するカテーテル治療は、世界的にみても原発性肝癌を中心とした一部の病気に限定し実施されています。
　当センターでは医学的な適応があれば、首から下の様々な臓器の、様々な種類のがんに対してカテーテル治療を行っています。
　当センターの特徴は下記の４つにまとめられます。

１．腫瘍内科が実施する繊細な技術

　通常、がんのカテーテル治療は放射線科が主体で実施されることが多いのですが、放射線科は業務の関係から手術の技術的部分だけに関与することが多く、がんの経過において患者さんとのコミュニケーション不足に陥りやすいのが問題です。
　当院は放射線科医と同等以上の技術を持った腫瘍内科医自身が主治医となって、皆様の外来診察、入院管理を一貫して責任を持って行っています。
　またカテーテル治療の際も、抗がん剤の選択、カテーテル挿入、抗がん剤とビーズの動脈投与といった全ての治療過程を、担当主治医が自ら行っていますので、常に病状の変化やご心情の変化に対して適切に対応することが可能です。
　さらに全ての担当医が、カテーテル技術に卓越したIVR（画像下治療）専門医ですので、安心して治療に望むことが出来ます。

２．抗がん剤の動脈投与

　当センターではビーズの他に術中、少量〜中等量の抗癌剤を併用します。抗癌剤を点滴や内服で投与すると、どうしても病気に届くまでに血液で希釈されて、実際の腫瘍内の抗がん剤濃度は何倍も低くなります。
　上述の適切な技術によってカテーテルを腫瘍のすぐ近くまで運び、そこから抗がん剤を直接投与すれば、濃厚な抗がん剤が腫瘍を直接曝露して、腫瘍を攻撃する効果が最大限まで発揮される可能性があります。
　また腫瘍への効果が高くなることで、動脈注入量も全身投与時と比較し１／３〜１／２程度に減量することが可能ですので、吐き気や白血球減少などに代表される副作用で抗がん剤投与を断念した患者様にも適応が拡大しやすいのも特徴です。
体力に自信のない患者さんやご高齢の患者さんにも導入しやすいと思われます。
　また動脈注入される抗がん剤の選択に関しても、静脈投与時とは異なる薬理学的知識と経験が必要となります。
　当センターでは様々ながんに対する抗がん剤の選択に関して経験と臨床データが豊富ですので、腫瘍とお身体の状態をみて担当医が適切な治療をご提案させて頂くことが可能です。

３．ビーズ

　当センターの最大の特徴は、ビーズに関する屈指のエキスパート施設であることです。ビーズは2014年に保険承認されたばかりの新しい医療材料です。従来、がんに対する塞栓物質は1mm程度のサイズのゼラチン粒を主に使用していました。
　一方、ビーズは0.1〜0.5mm程の表面平滑な微小粒子であり、ゼラチン粒とは比較にならないほど深く腫瘍の中に到達し、腫瘍血管を強く塞き止め、高い兵糧攻めの効果が得られます。
　さらに、ビーズはその内部に高濃度の抗がん剤を貯め込むことが可能です。
　投与されたビーズが腫瘍の中に到達すると、腫瘍の中で数日間かけてゆっくりと抗がん剤を放出します。
　これによって腫瘍の抗がん剤暴露量が全身投与よりもはるかに高くなります。
　また全身に流出する抗がん剤が減量しますので、抗がん剤による副作用も少なくなります。
　ビーズを使ったがんに対する塞栓術の臨床経験数は国内外でも群を抜いています。
　当センター長の今までのビーズの使用経験は7年以上で約2000症例です。また肝細胞がん以外の疾患に対する実施経験も豊富であり、例えば「多種多様の肝転移」、「腎癌の肺転移」、「卵巣癌の再発」、「がん性症状を伴う原発性肺がん」等に対する治療経験も既に学会、論文等で報告しています。
　現在もビーズの新しい可能性を追求し、最先端の結果を世界に報告し続けています。

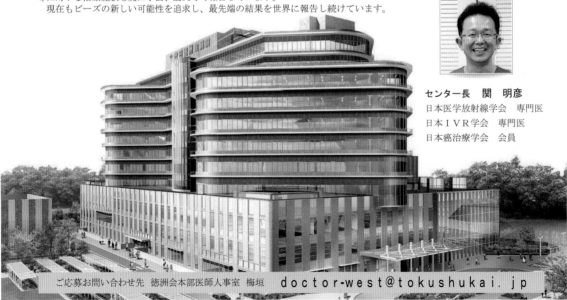

センター長　関　明彦
日本医学放射線学会　専門医
日本ＩＶＲ学会　専門医
日本癌治療学会　会員

ご応募お問い合わせ先　徳洲会本部医師人事室　梅垣　　doctor-west@tokushukai.jp

レジデントノート
contents
2020 3
Vol.21-No.18

特集

血液浄化療法
1からわかりやすく教えます

研修医が知っておくべき基本的な原理やしくみ、
CHDF を軸にして理解しよう！

編集／中村謙介（日立総合病院 救急集中治療科）

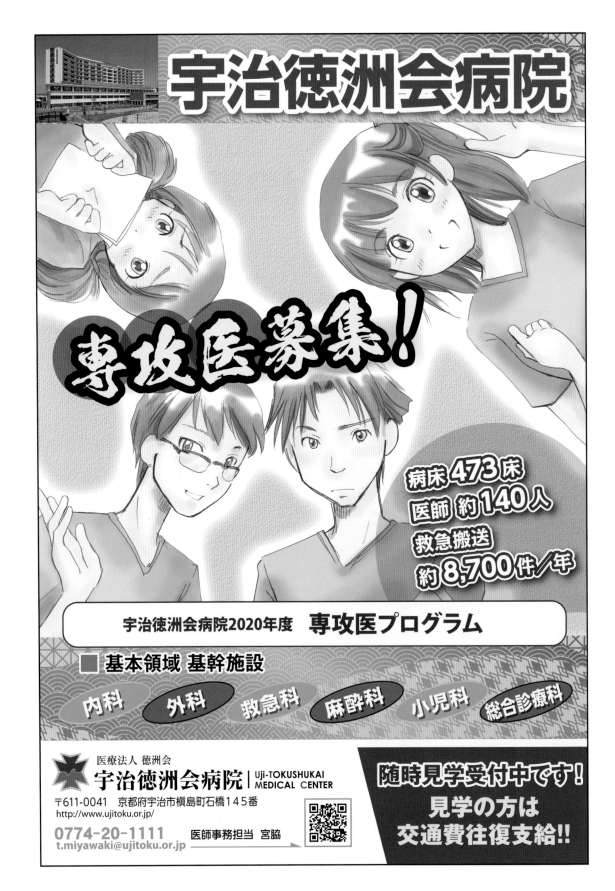

レジデントノート

contents

2020 **3**
Vol.21-No.18

連 載

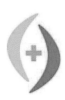

八戸市立市民病院

専攻医募集！！

見学随時受付中

2021年度専門研修プログラム
専攻医募集科

救急科　**整形外科**
内　科　**総合診療**
外　科

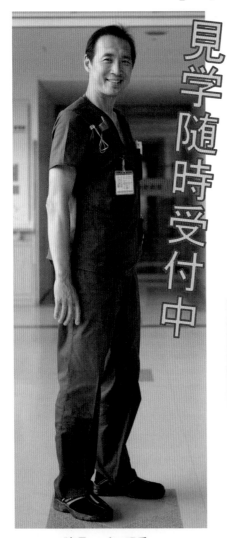

院長　今　明秀

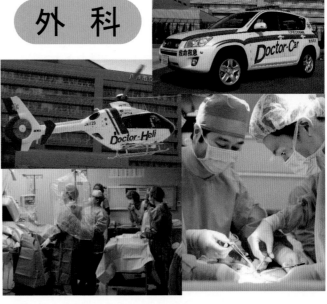

連携施設として研修可能です
・脳神経外科　・小児科
・産婦人科　・麻酔科
・皮膚科　・耳鼻咽喉科
・泌尿器科　・放射線科
・精神科　・病理
・眼科

【病院概要】（平成30年度）
●総病床数608床　病床利用率90.1%
　（一般552床　精神50床　感染症6床）
●年間救急車搬入台数　5,517台
●1日平均外来患者数　　1,000.3人
●1日平均入院患者数　　527.7人
●ドクターカー3台（出動約1,500件/年）
●ドクターヘリ1機（出動約　420件/年）

［見学のお申込み・問い合わせ先］
〒031-8555
青森県八戸市田向3丁目1－1
担当事務：臨床研修センター主査
　　　　　吉田　学史
電話　：0178-72-5012（直通）
FAX　：0178-72-5115
E-mail　：senmon- kensyu
　　　　　@hospital.hachinohe.aomori.jp

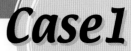

実践！画像診断 Q&A-このサインを見落とすな

突然の強い腹痛を自覚した80歳代男性

（出題・解説）山内哲司

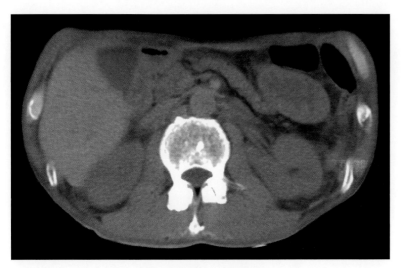

図1　腹部単純CT（軸位断）

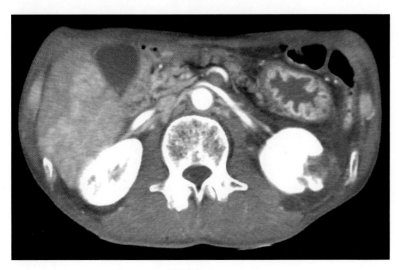

図2　腹部造影CT（軸位断）

病歴

症例：80歳代男性．
現病歴：安静時，40分前から突然の強い腹痛が出現．
既往歴：心房細動，心筋梗塞，慢性腎不全．
身体所見：冷汗著明．腹部全体に強い圧痛，自発痛あり．反跳痛ははっきりしない．腸蠕動音減弱．
血液検査：eGFR 30 mL/分/1.73 m² 程度（以前から）．それ以外には大きな異常なし．

問題

Q1：腹部単純CTでの画像所見は何か（図1）？

Q2：腹部造影CTでの画像所見は何か（図2）？

Satoshi Yamauchi
（奈良県立医科大学 放射線科・総合画像診断センター）

web上にて本症例の全スライスが閲覧可能です．

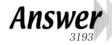

Answer
3193

| ある1年目の研修医の診断 | 解答 | 急性上腸間膜動脈閉塞症 |

ある1年目の研修医の診断

これは分かりました！上腸間膜動脈（SMA）の造影効果がなくなっているようなので，SMA閉塞症でしょう.

解答　急性上腸間膜動脈閉塞症

A1：上腸間膜動脈（SMA）が若干高濃度を呈している（図1▶）.
A2：SMAの造影効果が起始部から認められない（図2▶）.

解説　　上腸間膜動脈（superior mesenteric artery：SMA）閉塞症は，SMA血栓症とSMA塞栓症に大別され（本症例は前者），SMAの急性閉塞と，それに伴った消化管および腸間膜の虚血が主病態である.　致死率が高い重篤な急性腹症として知られ，国家試験でも度々取り上げられる.

本疾患の画像診断には造影CTが有用とされ，SMAの造影効果の途絶（図2▶）や支配領域の腸管の造影不良，腸管壁内ガスや門脈ガスといった異常所見が知られる.　これらを確認できれば診断は容易であるが，実はここに至るまでにはいくつか落とし穴がある.　基本事項は成書に譲り，今回はその落とし穴を中心に記載する.

まず本疾患は数時間のマネジメントの遅れで致死的となりうるにもかかわらず，超急性期には重篤な急性腹症の大部分で認められる「腹膜刺激徴候」がないケースがあることが知られる.　本疾患のはじまりは「動脈血流の阻害」であり，別に炎症が生じているわけではないため，この段階で腹膜に炎症が波及することは通常のケースではない.　消化管が虚血・壊死などを起こして，ようやく腹膜への炎症波及がはじまることになるが，このときにはすでに非常に広範囲の小腸が不可逆に壊死しており，救命が困難となる.　異常所見である腸管壁内ガス，門脈ガスは通常この段階で生じるため，予後不良のサインと考え，可能ならばその前に診断したい.

また本症例のように，この疾患の患者は腎機能障害をもつ割合が高く，腹部診察所見もあわせて現場で造影剤の投与を躊躇してしまうことで診断が遅れる場合もある.　単純CTでもSMAよりもSMV（superior mesenteric vein：上腸間膜静脈）が細く描出される所見（smaller SMV sign）が知られるが，脱水患者にはしばしば認められる所見のため特異度は低い.　急性期の血栓が単純CTで高濃度を呈すること（図1▶）もあるが，これも動脈硬化で石灰化した動脈壁のため評価が難しい場合がしばしばある.　可能ならば経腹的超音波検査でSMAの血流を直接観察するのが，最も簡便で侵襲も少ない.

有名かつ重篤な疾患だが，実際にはこのように落とし穴が多いということも知っておいてほしい.　特に本症例のような既往歴を有する患者の突然の腹痛を診た場合，この疾患の可能性を考えて迅速に診断できる研修医が1人でも増えることを願う.

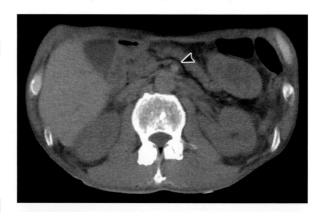

図1　腹部単純CT（軸位断）
若干だがSMAの濃度が高濃度を呈している（▶）.

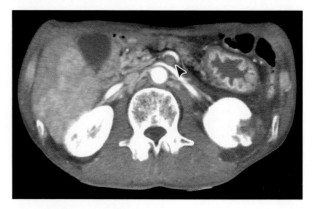

図2　腹部造影CT（軸位断）
SMAに造影効果が認められない（▶）.

参考文献

1)「ここまでわかる急性腹症のCT 第3版」（荒木 力/著），メディカル・サイエンス・インターナショナル，2018

本コーナーのオンライン版では画像を拡大してご覧いただけます：www.yodosha.co.jp/rnote/gazou_qa/index.html

息切れ，倦怠感，食欲不振，体重減少を主訴に受診した40歳代男性

（出題・解説）茂田光弘，徳田　均

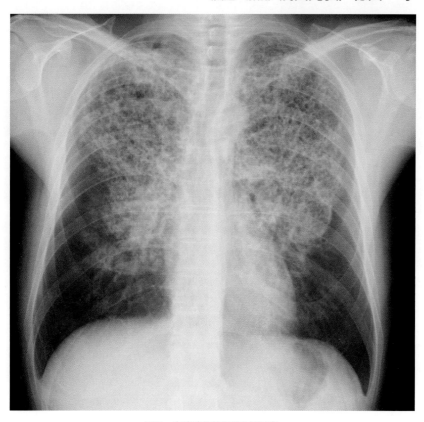

図1　来院時胸部単純X線写真

病歴

症例：40歳代男性．**既往歴**：特記すべきものなし．**常用薬（漢方，サプリメントも含む）**：なし．

生活歴：喫煙歴；current-smoker（20本/日×30年間），飲酒歴；機会飲酒，粉塵曝露歴；なし．

現病歴：2カ月前から労作時息切れが出現，倦怠感や食欲不振もみられ，体重が急激に減少していた．食事もほとんどとれなくなり，歩くのも困難となったため近医受診．肺炎の疑いで当院紹介受診となった．

来院時現症：身長 165 cm，体重 49.3 kg，BMI 18.06，体温 37.0℃，呼吸数 20回/分，SpO2 91 %（自発呼吸，室内気）．眼球結膜；貧血なし，胸部；肺雑音なし，心雑音なし，皮疹なし，そのほかに特記すべき異常を認めない．

血液検査：WBC 5,630 /μL，Hb 12.2 g/dL，Ht 38.1 %，Plt 30.6万/μL，Dダイマー 1.2 μg/mL，TP 6.5 g/dL，Alb 1.7 g/dL，AST 73 IU/L，ALT 65 IU/L，LDH 311 IU/L，BNP ＜5.8 pg/mL，BUN 8 mg/mL，Cr 0.75 mg/dL，CRP 2.3 mg/dL

動脈血液ガス分析（室内気）：pH 7.484，PaCO2 33.5 Torr，PaO2 63.8 Torr，HCO3⁻ 24.6 mEq/L

問題

Q1：胸部単純X線写真（図1）の所見は？

Q2：鑑別として何を考え，どのようなことを追加で行うべきか？

Mitsuhiro Moda，Hitoshi Tokuda（東京山手メディカルセンター 呼吸器内科）

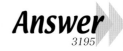

HIV感染者のニューモシスチス肺炎の一例

解答

A1：両側上中肺野優位にすりガラス影，内部に多発嚢胞性陰影を認める（図1○）．下肺野および胸膜直下は冒されていない．

A2：亜急性から慢性経過であることと前述の画像所見より，ランゲルハンス細胞組織球症やHIVに合併したニューモシスチス肺炎が鑑別にあげられる．HIV感染のリスクとなる性交渉や薬物注射に関する追加の病歴聴取を行うとともに，血液検査でHIV抗原・抗体，KL-6，β-Dグルカンの測定を行う．

解説　　胸部単純X線写真では，両側上中肺野優位にすりガラス影，内部に多発嚢胞性陰影を認める一方で，下肺野および胸膜直下は冒されていなかった（図1○）．同日施行されたCTでは，胸膜直下が冒されていないすりガラス影とその内部に多発性嚢胞性病変を認めた（図2 →，3 →）．多発嚢胞性病変を呈する疾患としてはランゲルハンス細胞組織球症（Langerhans cell histiocytosis：LCH），リンパ脈管筋腫症（Lymphangioleiomyomatosis：LAM），Multicentric Castleman's disease，Sjögren's症候群関連の肺病変，HIVに合併したニューモシスチス肺炎（Pneumocystis pneumonia：PCP）などがあげられる．これに加えて，肺気腫も肺炎を併発するとswiss cheese appearanceと呼ばれる浸潤影内部に嚢胞が多発したような所見を呈することがある．このように多発嚢胞性病変を呈する疾患は多岐にわたるが，HIV-PCP以外の疾患では，嚢胞は離散的に展開しており，嚢胞どうしの間には正常肺が認められる．本症例のような密集かつ連続した嚢胞を呈する疾患はHIV-PCP以外にはほぼなく，画像から第一にPCPの可能性を疑うことができる．追加の病歴聴取で，不特定多数の人と避妊具なしでの性交渉歴があることが判明し，追加の血液検査でKL-6 3,000 U/mL，β-Dグルカン510 pg/mL，HIV抗原・抗体 陽性，CD-4陽性リンパ球数90 /μLだったため，HIV-PCPが強く疑われた．その後，診断確定のため気管支鏡検査を施行したところ気管支洗浄液からDiff-Quik染色でニューモシスチスのシストを認め，診断確定となった．

PCPは免疫不全患者に生じる日和見感染症の1つである．かつてはHIV感染者に合併する症例が多かったが，近年は各種免疫抑制治療の普及などを背景にHIV患者以外に発症するPCPが増えており（Non-HIV-PCP），日常診療で遭遇する可能性が高い呼吸器疾患の1つである．PCPの画像所見は広範なすりガラス影が主体であるが，多彩な陰影を呈することで知られる．また免疫不全を起こす原因となっている背景疾患によって画像所見が異なる[1]．Non-HIV-PCPと異なり，HIV-PCPでは20%の頻度で薄壁嚢胞を呈することが報告されている[2]．本症例のように嚢胞が連なるように広範にわたる例はきわめて稀ではあるが，ほかの嚢胞性疾患では本例のような密集した嚢胞を呈することはほぼなく，画像からHIV-PCPを強く疑うことができる．仮に画像から強く疑うことができなくとも，鑑別として思い浮かべることができれば，病歴聴取および血液検査で診断に至ることは容易であるため，嚢胞性病変の鑑別にHIV-PCPを入れておくことは重要である．また，分布に関しては，Non-HIV-PCPでは地図状分布，びまん性分布を呈することもあるが，HIV-PCPにおいては末梢が冒されていないことが40%と高頻度で，特徴の1つである[2]．

本症例では低酸素血症を生じていたが早期に診断がついたため，すぐにST合剤およびステロイド治療を行い，すみやかな改善が得られた．PCPは一般抗菌薬が無効であり，治療が遅れれば致死的になることから早期診断・治療が望まれる．

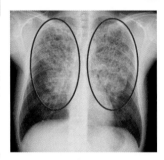

図1　来院時胸部単純X線写真

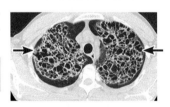

図2　来院時胸部単純CT（軸位断）

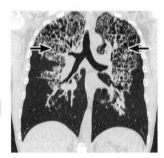

図3　来院時胸部単純CT（冠状断）

文　献

1) Tasaka S & Tokuda H：Pneumocystis jirovecii pneumonia in non-HIV-infected patients in the era of novel immunosuppressive therapies. J Infect Chemother, 18：793-806, 2012
2) Fujii T, et al：Pneumocystis pneumonia in patients with HIV infection：clinical manifestations, laboratory findings, and radiological features. J Infect Chemother, 13：1-7, 2007

本コーナーのオンライン版では画像を拡大してご覧いただけます：www.yodosha.co.jp/rnote/gazou_qa/index.html

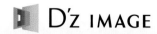
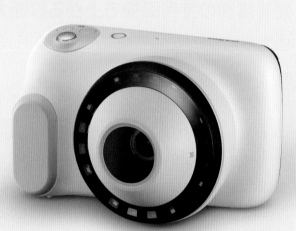
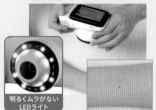
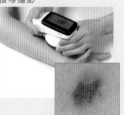
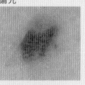

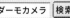

増刊 レジデントノート 1つのテーマをより広くより深く

□ 年6冊発行　□ B5判

レジデントノート Vol.21 No.17　増刊（2020年2月発行）

骨折を救急で見逃さない！

難易度別の症例画像で上がる診断力

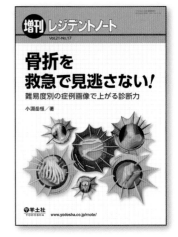

著／小淵岳恒

□ 定価（本体4,700円＋税）　□ 271頁　□ ISBN978-4-7581-1639-8

● 救急の現場で見逃しがちな骨折画像を多数収録！

● 症例を診断の難易度別に解説しているため，ポイントが理解しやすい！

● 非整形外科医が知っておきたい整復などの初期対応もわかる！

本書の内容

第1章　**総論：**整形外科非専門医が"骨折"を診るために

第2章　**肩関節：**肩関節痛①　ベッドから転落 / 肩関節痛②　物を取ろうとした / 肩関節痛③　痙攣中の受傷 / 肩関節痛④　痛くて動かせない

第3章　**肘関節：**肘関節痛①　肘を打った小児 / 肘関節痛②　子ども同士の遊び中に損傷

第4章　**手関節・手指：**手をついて受傷① / 手をついて受傷② / 手をついて受傷③ / 手をついて受傷④ / 突き指をした①　小指，環指 / 突き指をした②　親指

第5章　**骨盤・股関節：**高エネルギー外傷による股関節痛 / 高齢者の股関節痛　ADL自立 / 高齢者の股関節痛　ADL低下 / 運動中の股関節痛

第6章　**膝関節：**膝関節痛①　転倒・転落・交通外傷 / 膝関節痛②　跳躍・転倒・転落 / 膝関節痛③　転倒して強打 / 膝関節痛④　家具の角にぶつけた / 膝関節痛⑤　高地より着地失敗

第7章　**足関節・足趾：**足関節痛①　階段を踏み外した / 足関節痛②　運動中の捻挫 / 足関節痛③　高所からの転落 / 足関節痛④　階段からの転落 / 足関節痛⑤　くじいた / 足関節痛⑥　着地失敗

第8章　**脊椎：**頸部痛①　交通外傷 / 下顎呼吸　ベッドから転落 / 頸部痛②　転落，転倒 / 頸部痛③　転倒・手の痛みも強い / 腰痛①　尻もちをついた / 腰痛② / 臀部痛

危険な骨折を見逃さないための着眼点を鍛える！

発行　**羊土社** YODOSHA

〒101-0052　東京都千代田区神田小川町2-5-1　TEL 03(5282)1211　FAX 03(5282)1212
E-mail：eigyo@yodosha.co.jp
URL：www.yodosha.co.jp/

ご注文は最寄りの書店，または小社営業部まで

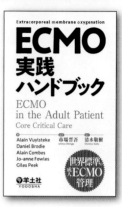
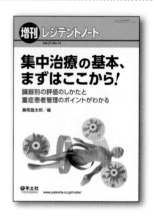
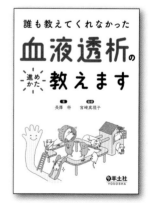

信頼されて22年

レジデントノートは
2020年も
研修医に寄りそいます！

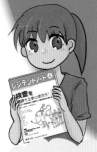

レジデントノートの
年間定期購読

発行後すぐ
お手元に

送料無料※1

年間を通して満遍なく
勉強できる！

4つのプランで随時受付中！

冊子のみ		WEB版(通常号のみ)購読プラン	
通常号(月刊12冊)	本体**24,000**円+税	通常号(月刊12冊) + WEB版	本体**27,600**円+税
通常号(月刊12冊) ＋ 増刊(6冊)	本体**52,200**円+税	通常号(月刊12冊) ＋ 増刊(6冊) ＋ WEB版	本体**55,800**円+税

※海外からのご購読は送料実費となります
※WEB版の閲覧期間は、冊子発行から2年間となります
※「レジデントノート定期購読WEB版」は原則としてご契約いただいた羊土社会員の個人の方のみご利用いただけます
※雑誌価格は改定される場合があります

定期購読者限定プラン！

大好評 レジデントノート **WEB版**

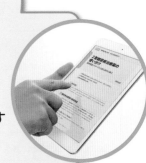

レジデントノート通常号（月刊）がWEBブラウザでもご覧いただけます
困ったときにその場で見られる便利なプランです

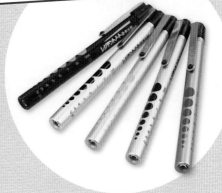
新刊・近刊のご案内

月刊　"実践ですぐに使える"と大好評！

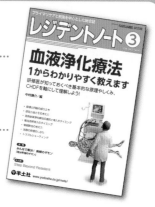

4月号
(Vol.22-No.1)
救急ドリル（仮題）
編集／坂本　壮

5月号
(Vol.22-No.3)
輸液ドリル
〜基本から誰でもわかる問題集〜（仮題）
編集／西﨑祐史

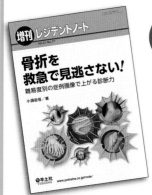

増刊　1つのテーマをより広く，より深く，もちろんわかりやすく！

Vol.21-No.17
(2020年2月発行)
骨折を救急で見逃さない！

→p.3198もご覧ください！
著／小淵岳恒

Vol.22-No.2
(2020年4月発行)
画像診断ドリル
編集／藪田　実，篠塚　健

以下続刊…

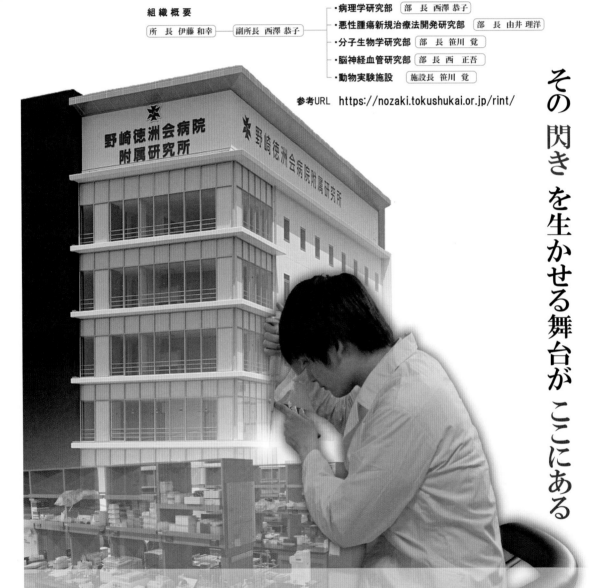
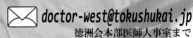

血液浄化療法
1からわかりやすく教えます

研修医が知っておくべき基本的な原理やしくみ、
CHDFを軸にして理解しよう!

特集にあたって

中村謙介

1 血液浄化療法のロマン

　透析，特にICUで行われる急性血液浄化療法は，体外循環という点を含めて研修医の皆には「すごい！」治療として目に映るのではないかと思います．まさに自分も研修医の時分に，はじめて受けもちの急性腎不全患者をICUに入室させた際，回路の成り立ちや原理もよくわからず「すごい！」と感じました．救急集中治療の先生が見事に24時間持続で行う透析であるCHDF（continuous hemodiafiltration：持続血液濾過透析）を導入し適確に腎不全を管理する姿を見てさらに「すごい」と感動し，自分もそうなりたいと一生懸命勉強しました．

　まさに**血液浄化療法にロマン**を感じ，救急集中治療の世界に飛び込んだのが自分のルーツです．このような救急集中治療医や腎臓内科医は少なからず存在しますし，同じ感覚をもつ研修医も多いのではないかと思います．そしてこのロマンは，「急性血液浄化療法で予後を改善できるのか」や「急性血液浄化療法で腎障害を軽減させることができるのか」といったテーマへと続きます．これらは，今まさに研究が行われているテーマではありますが，一方でエビデンスがはっきりしないせいで研修医の先生を悩ませてしまう原因の1つとなっています．ちなみに，ここでロマンという言葉を用いているのは夢の域を出ない点があるからです．

　（すべての治療がそうですが）血液浄化療法は確固たる意義あるいはエビデンスがある運用とロマンの範疇の運用にわけることができます．

① 機序から確固たる意義があるもの
　　例：高カリウム血症の患者に血液浄化を導入する
② エビデンスをもって推奨されるもの
　　例：不要に濾過流量を上げない
③ ロマンの範疇を出ないもの
　　例：サイトカイン吸着を目的としたCHDF導入

　ここで③ロマンの範疇を出ないものは切り捨てるべきかというと，急性期でも慢性期でもばっさりと切り捨てるわけにはいきません．特に急性期の救命にかかわる部分では「やらなければ患者は確実に死んでしまう（やれば助かるかもしれない）」という場合があるので，③と承知で導入する治療もあります．また慢性期でも，すべてのプラクティスがエビデンスとして検証されているわけではないので患者ごとに試行錯誤しなくてはいけない（例えばCrがいくらで維持透析導入するかや腹膜透析を行うかなど）ものがあります．結局のところ，①②③を整理し意義を理解して運用することが大切です．血液浄化療法は生死にかかわる要素が強いため③の場合が多く，研修医が「どういうときに血液浄化するのかいまいちわからない」となるのはそのためです．

　ちなみに私が勤務する日立総合病院 救命救急センター・ICUは，腎障害のあるときしか血液浄化療法は導入しませんが，年間の血液浄化療法件数も多く，後述するearly initiation〔「急性血液浄化療法の適応と導入のタイミング」（pp.3227〜3233）参照〕も実施しますし，PMMA膜やAN69ST膜なども使用しています．エビデンスを勉強したうえで血液浄化の利点を最大限に活かそうとよく考えて導入することが大切で，担当医が十分に考えて導入するならそれを応援する体制をとっています．本特集も同じようにエビデンスがないものを推奨することはできませんので，③に該当するものはズバリ微妙と解説しました．

² 救急集中治療のCHDFから血液浄化療法全体を勉強しよう 〜すべての血液浄化療法の基本はCHDFにある！〜

　一方で，原理や仕組みだけとっても血液浄化療法は腎臓内科医以外には非常にとっつきにくいものでした．理由はわかりやすい教科書がない（なかった）からです．私も勉強すべきことが多く，わかりやすい順序でかみ砕いて説明してくれる本に巡り会うことができなかったため苦労しました．

　そのような背景で自分が若手にレクチャーするなかで，「CHDFを軸にして血液浄化を勉強する」という独自の教え方が非常に理解されやすいことがわかりました．まずは落ち着いた状況で実施する間欠透析からと考えるのが普通ですが，実はすべての血液浄化療法の基本はCHDFに集約されています．本特集も同様に救急集中治療領域のCHDFを軸にして血液浄化を解説していきたいと思います．いきなりCHDF？というのはそのためなのでだまされたと思ってお付き合いください．実際に救急集中治療医は間欠透析や維持透析も取り扱い，透析関連のsubspecialityをもっている人も多いのです．

3 血液浄化療法に関連する名称・用語の混乱

　こちらも大変申しわけない限りですが，同じ手法や設定を指すのに言い回しが機器メーカーごと，あるいは国内外などで違うということがかなりあります．新たに勉強する人の混乱のもとにもなっているので，本特集でもなるべく統一して解説するように心がけました．学会として掲げている名称・用語の詳細は日本急性血液浄化学会ホームページ（http://jsbpcc.umin.jp/glossary/）などをご参照ください．

　本特集では実臨床で使用されていることが多い用語を優先しています．例えば学術的には持続血液浄化は continuous renal replacement therapy（CRRT），通常の透析は intermittent replacement therapy（IRRT）とすることが多いですが，救急や集中治療の現場ではそれぞれ continuous hemodialysis and filtration（CHDF），hemodialysis（HD）と呼ぶことが多いのでこちらで解説しています（それでも用途によって多少言い回しが変わる箇所があることをお許しください）．

　最後に，今回のレジデントノートの特集は私はじめ日立総合病院の救急集中治療科の面々で完成させた「レジデントノート the HITACHI」です．本特集から血液浄化療法の理解とともに，自分が研修医のころに得た感動のように急性血液浄化療法の魅力を感じていただくことができれば幸いです．

　Inspire the Next！

Profile

中村謙介（Kensuke Nakamura）
日立総合病院 救急集中治療科
救急，集中治療，総合内科，栄養，リハビリ，筋肉
救急だけでなく集中治療もすごくおもしろい！ということをぜひ皆さんに知ってほしいです．人工呼吸器といい体外循環といい循環モニタリングといい，パッと見難しそうですがきっとはまっていただけると思います．

血液浄化療法の原理と回路の成り立ち

中村謙介

① 透析は低分子量の除去に優れ，濾過は中分子量の除去まで可能

② CHDFは透析と濾過を同時に行うことができる

③ 血液ポンプ，透析液ポンプ，濾過ポンプ，補液ポンプとQb，Qd，Qf，除水量の関係が透析設定に大きくかかわる

④ すべての血液浄化療法の原理は共通で，除去したい物質の分子量の大きさによって使い分けられる

1　まずは用語の整理から ～CHDFって何の略？～

　はじめに用語の整理をしておきます．血液浄化療法にはさまざまな種類があり，特に腎臓の代わりをするものを腎代替療法（renal replacement therapy：RRT）と呼び，透析（hemodialysis：HD）がこれに含まれます．では救急集中治療でよく使うCHDFとは何でしょうか？ CHDFはcontinuous hemodialysis and filtrationの略で，日本語だと持続血液濾過透析になります．つまりCHDFは「持続して」「透析と濾過」を同時に行うことができる血液浄化，とやっていることをそのまま表しています．ちなみに，CHDFに対して通常の短時間透析を間欠透析（intermittent HD：IHD）と表現することもあります．

　ただCHDFという言い回しは海外ではあまり使われず，continuous renal replacement therapy（CRRT）とするのが一般的です〔IHDはIRRT（intermittent renal replacement therapy）〕．混乱の元で申しわけない限りですが，本特集では回路の仕組みを説明する都合上，持続血液透析濾過をCHDF，通常の透析をIHDと表現します．また血漿交換（plasma exchange：PE）や血液/血漿吸着（blood/plasma adsorption）など，血液中の成分を除く治療はさまざまありますが，血液浄化療法（blood purification）として総括されます．

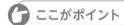

ここがポイント
....
CDHF は Continuous HemoDialysis and Filtration（持続血液濾過透析）の略で，透析と濾過を同時に行うことができる.

2 透析，濾過，吸着の原理

では透析と濾過とは何でしょうか．それぞれに用いられる原理に注目して，順にみていきましょう.

1）透析（dialysis）

図1のように，半透膜を介して2つの溶液が並んでいる場合，電解質などの溶質は半透膜を通過します．このとき，**拡散と呼ばれる濃度勾配に伴った分子の均一化が起こります**．透析液を絶妙な電解質濃度に調整しておくことで血液と透析液の間で起きる拡散により，腎臓を通ったときと同じ働きをします．以上のような拡散の原理を用いるのが透析です.

2）濾過（filtration）

これに対して図2のように半透膜を介した左側の溶液に圧をかけると，当然右側に向けて溶液の移動が起こります．この際に溶液中の溶質も一緒に移動しているので，結果として左側の溶質が右側に移動したことになります．このように**圧をかけて溶液ごと溶質を除去する**ことを濾過といいます．逆側に陰圧をかけても同じことが起こり，ultrafiltration（限外濾過）といいます（透析器では限外濾過をしています）.

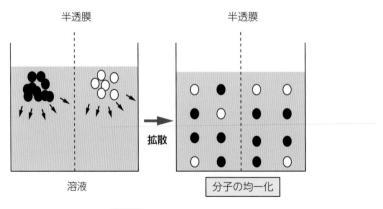

図1 拡散の原理

3） 透析と濾過の違い

　　実際の濾過透析では拡散と濾過の原理を組合わせて溶質を除去し，腎臓と同じような働きをしています（図3）．CHDFは拡散による透析と濾過を自由に設定して提供できることが特徴の1つです．透析と濾過の大きな違いは除去できる分子量の大きさにあり，一般的な設定における透析/濾過と分子量ごとの除去効率は図4のようになります．つまり**分子量が小さいものは一瞬で拡散するので，分子量が小さければ小さいほど透析は圧倒的に効率がよくなります**．しかし分子量が1,000 Daを超えると拡散ではあまり除去できなくなります．

　　一方**濾過は圧をかけて無理矢理移動させるので，多少大きな分子量のものも除去すること**ができます．分子量10,000 Da台のものまでは除去可能とされますが，あまり大きくなるとさすがに限界を迎えます．また溶液とともにすべて移動する関係で，中分子量以下のものの除去効率は変わらないためプラトーを形成します．CHDFを行う際は図4のような除去効率グラフを想定して，**除去したい物質の分子量に合わせて透析と濾過のバランスを決定する**という戦略が基本になります．さらに透析と濾過を組合わせることで幅広い分子量の溶質を除去することができるようになります（図4—）．

　　「このような分子量の差が臨床的に重要か？」というと答えはYESになります．図5のように臨床上で除去したい物質をあげてみると，BUN，Cr，造影剤などは腎不全のときに，ミオグロビンは横紋筋融解のときに，サイトカインは敗血症や炎症疾患のときに除去したいことがありますし，逆にアルブミンなどはあまり除去したくないでしょう．これらの分子量がちょうど1,000 Da，10,000 Daなどで分かれているため，透析で除去できるか濾過で除去できるかの違いを生むのです．実際にこれらの物質が除去可能かはほかの因子も考える必要がありますが〔**「血液浄化による物質除去の考え方」**（pp.3247～3256）参照〕，あたかも除きたい分子量に対して透析と濾過にスペクトラムがあるように見立てることができます．

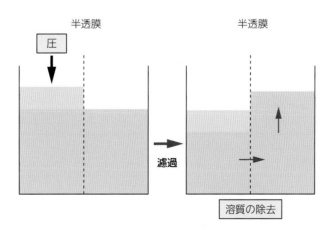

図2 濾過の原理

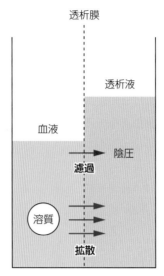

図3 実際の透析濾過における拡散・濾過

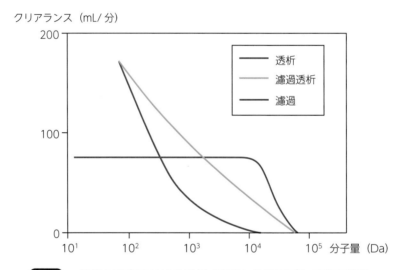

図4 一般的な設定における透析／濾過と分子量ごとの除去効率

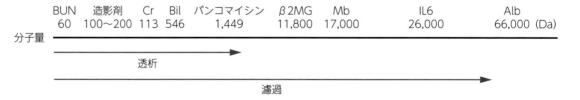

図5 透析と濾過，除去物質の分子量の違い

ここがポイント
....
・拡散→透析の原理と濾過の原理を理解しよう
・透析は低分子量の除去に優れ，濾過は中分子量の除去まで可能

4) 吸着

　腎代替療法に直接のかかわりはありませんが，**拡散と濾過の原理のほかに吸着の原理が あります．その名の通り膜に物質を直接吸着させて除去する原理**で，拡散や濾過とは異な る機序になります．特別な吸着膜を使用することで吸着による除去も期待でき，この後も 登場するので血液浄化の機序としてここに加えておきます．

3 CHDF回路の成り立ち

　実際の回路で透析，濾過をどのように調整しているかみていきましょう．図6がCHDF 回路の模式図になります．まず大きな流れとして，**血液が患者静脈よりとられ膜の内側を 通って患者静脈へかえっていくのに対し，透析液が逆向きに膜の外側を流れて循環してい る**のを確認してください．そして回路に**血液ポンプ，透析液ポンプ，濾過ポンプ，補液ポ ンプと4つのポンプがついており，これらの流量を設定することでCHDF回路の運用は決 定されます．**順にポンプを解説していきます．

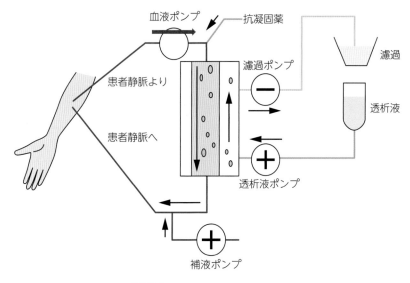

図6 CHDF回路の模式図

1) 血液ポンプとQb

血流のはじめにあるポンプで，まさにこのポンプが駆動することによって患者血液が脱血され透析回路を回ります．血液ポンプの流量は回路を流れる血液スピードと同じであり，血液流量（quantity of blood flow rate：Qb）といいます．QbはCHDFだと通常100〜120 mL/分程度に設定しますが，循環や除去効率を考えて上下させます．

2) 透析液ポンプとQd

透析液からつながり透析膜に流入させるポンプです．透析液ポンプの流量はそのまま膜に供給される透析液の流量となるため透析液流量（quantity of dialysate flow rate：Qd）といいます．Qdが多ければ多いほど新しい透析液が常に供給されるので拡散→透析の効率に直結します．

3) 濾過ポンプとQf

透析液ポンプから入った透析液が膜の外側を流れ，膜から出た後にあるポンプが濾過ポンプです．透析液ポンプと同じスピードで濾過ポンプが駆動すれば透析液のインアウトは±0となり完結するのですが，もし透析液ポンプより多い流量で濾過ポンプを回したらどうなるでしょうか．膜に入る透析液よりも多く溶液を引いてくることになるので，収支をとるためにその分の溶液をどこかから供給しなくてはいけません．その際，膜の内側には血液があるのでここから液体をとってくる形になります．これはまさに前述の限外濾過です（膜の内側の血液に外から陰圧をかけて濾過をしている）．かくして血液側からの供給と透析液を合わせて濾過ポンプで抜き，濾液として捨てられます．濾過ポンプが濾過の原理の力を生んでいることになるのですが，実際に血液から限外濾過されるのは透析液ポンプとの差分（収支のマイナス分）となるので，濾過流量（quantity of filtration flow rate：Qf）は「濾過ポンプ流量−透析液ポンプ流量」という差分になります．ここが一番ややこしい部分なので整理して理解してください．

4) 補液ポンプと除水量

3) までのポンプでCHDF回路を回すと，最終的に濾液分つまりQf分が除水となります．しかし，実際に透析するときは除水量も適宜調整したいので，膜から出た後の回路に補液ポンプをつけて水分供給を行い除水量を調整できるようにしています〔補液ポンプ流量を置換液流量（quantity of systemic flow rate：Qs）という場合もあります〕．つまり除水量＝Qf−Qs＝濾過ポンプ流量−透析液ポンプ流量−補液ポンプ流量となります〔① 破棄する濾液（濾過ポンプ流量−透析液ポンプ流量）から補充する補液ポンプ流量を引いたものと考えてもよいし，② 回路全体の収支として回路から引くマイナス分が濾過ポンプ流量，回路に入るプラス分が透析液ポンプ流量と補液ポンプ流量と考えてもよいです〕．ちなみに図6のように透析膜を通過した後に補液ポンプをつけるのを後希釈法といいますが，膜に入る前に補液ポンプをつなげる前希釈法というやり方もあります．日本では後希釈法

が主流なのでこちらを理解しておけば大丈夫です.

5）抗凝固薬

　　おまけになりますが，透析は体外循環ですので抗凝固薬を入れないと血液が凝固してしまいます. そのため，回路には抗凝固薬投与ルートがあり，そのスピードが設定できます. 図6でいくと血液ポンプの前に抗凝固薬が流入するようになっています（この流入位置は回路によって多少違います）. 抗凝固薬の説明は「**血液浄化療法の実際の管理のしかた**」（pp.3257〜3270）をご参照ください.

　　以上のように回路は成り立っています. 実際の回路写真を図7に示します. CHDFもメーカーごといろいろな機器が発売されていますが回路構造の大枠は同じです. 4つのポンプ（血液ポンプ，透析液ポンプ，濾過ポンプ，補液ポンプ）がついているのがわかりますね. 注意深く回路を追っていくと回路の循環（この場合，血液ポンプの後で血液が膜の内側を上から下へ流れ補液と合流し戻っていき，膜の外側を透析液が下から上に流れ濾過ポンプへつながっていく）が確認できます. ぜひ自分の施設でCHDFを行っているときに回路をチェックしてみてください.

　　また各ポンプとCHDFにかかわる流量の関係は「**血液浄化療法の設定方法とその考え方**」（pp.3218〜3226）の透析設定に大きくかかわるので，ここで整理して憶えておいてください. 次のようにまとめられます.

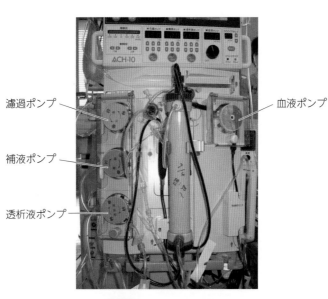

濾過ポンプ　　　血液ポンプ

補液ポンプ

透析液ポンプ

図7　CHDF回路写真

ここがポイント

　CHDFは血液ポンプ，透析液ポンプ，濾過ポンプ，補液ポンプで設定する．Qb, Qd, Qf, 除水量との関係は以下になる．
① 血液流量（Qb）
　　→血液ポンプ流量
② 透析液流量（Qd）
　　→透析液ポンプ流量
③ 濾過流量（Qf）
　　→濾過ポンプ流量－透析液ポンプ流量
④ 除水量
　　→濾過ポンプ流量－透析液ポンプ流量－補液ポンプ流量

4 通常の透析回路（IHD）との違い

　　CHDFの回路構造を例にあげて解説しましたが，通常の透析回路（IHD）との違いはどういうところにあるのでしょうか．回路の流れや循環はほぼ同じですが，IHDが大きく異なるのは ① IHDは透析液を患者ごとに大量作成して使用する点，② IHDでポンプ設定するのは血液流量（Qb）と除水量のみという点，という2点になります．補足すると，CHDFはあらかじめ滅菌製造してパック化されている透析液を使用するため，精度もコストも高いのに対し，IHDは水道供給から作成した大量の透析液を患者ごとに使用します（透析回路のそばに大きな透析液タンクが配置されているのを目にしたことがあると思います）．またIHDではQdやQfは基本的にいじりません．Qdは30 L/時以上と保険で決まっているため，調整することもできますが普段は30 L/時で行うよう固定されています．Qfを目的にIHDを行うことはあまりないためQfの回路設定はせず，設定除水分の濾過がかかることになります．CHDFを軸にIHDも理解してもらえば大丈夫です．

ここがポイント

　IHDでポンプ設定するのは血液流量（Qb）と除水量（と抗凝固薬）のみ．

5 そのほかの血液浄化療法

　　さて，ここまでの原理を勉強すると，すべての血液浄化療法を理解することができます．基本的にすべての血液浄化療法は（血漿交換なども含めて）前述の拡散，濾過，吸着の原理を用いて行われています．血漿交換系について解説します．

1）単純血漿交換（図8A）

　単純血漿交換（plasma exchange：PE）は単純に患者の血漿を入れ替える治療ですが，患者の血漿をとってくる際に濾過の原理を用いています．**図8A**は回路の模式図ですが，患者の血液を血液ポンプで抜いたあと，プラズマフロー（血漿分離膜ともいわれます）で限外濾過をかけます．プラズマフローは透析膜に比べて非常に大きな穴が空いています．ア

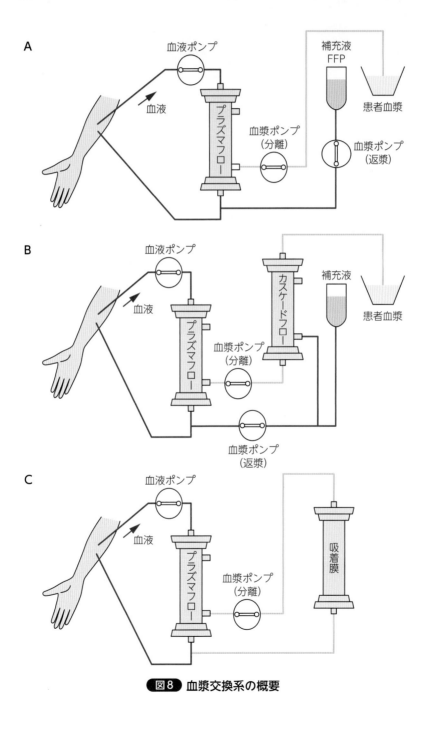

図8　血漿交換系の概要

ルブミンや免疫グロブリンなど含めてすべての血漿がこの穴を通過しつつ血球は通過できないようにすることで，濾過すると血漿成分だけをとり出すことができます．PEでは抜いた血漿はすべて破棄し，同量の新しい血漿〔新鮮凍結血漿（fresh frozen plasma：FFP)〕を補うという形になります．

2) 二重濾過血漿交換（図8B）

　二重濾過血漿交換（double-filtration plasmapheresis：DFPP）は，一部の自己免疫疾患に有効とされている血漿交換の変法なのですが，非常に勉強になるので紹介します．血漿交換して出た血漿を全部捨ててしまうのはもったいないので，もう一度限外濾過を行うことで捨てる成分をより選別する血液浄化療法です．図8Bのように血漿分離したあと，もう一度カスケードフローという膜で限外濾過します．この膜はアルブミン（分子量6万Da）は通過する一方で，免疫グロブリン（分子量10万Da以上）は通過しないという穴が空いています．そのため，ここから濾過されずに通過したものは免疫グロブリンなど疾患で有害な成分が入っていると考えて，これを破棄します．濾過されたものはアルブミンや電解質など有用なものですから患者に戻します．また，タンパク質のロスはあるので補充液としてアルブミン液などを合わせて返漿して脱水にならないようにします．目標の除去物質が明確な場合，DFPPでも除去効率はほとんど遜色ないといわれています．

3) 血漿吸着（図8C）

　血漿吸着（plasma adsorption：PA）は血漿分離してから吸着膜にかけて吸着を狙う方法です．直接血液を吸着膜にかける血液吸着もありますが，物によって血球成分が障害を受けることもあり，血漿分離してからの方が適している場合にこの方法が用いられます．やはり一部の自己免疫疾患などで行われます．

　以上のように，すべての血液浄化療法はCHDFに使用されるものと同じ原理を用いており，基本的に原理は共通です．分子量など溶質の大きさでふるいにかけられることになるため，前述の透析と濾過のスペクトラムと同様に，**除去したいものの大きさによって血液浄化療法の種類を使い分ける**という考え方が成り立ちます（図9）．すなわち，分子量の少ないものに通常の透析，中分子量には濾過，もっと大きなものに対しては血漿交換を行うということになり，そのなかでも吸着やDFPPを用いることでより選別して除去を行うことができます．また血球だけを選別して除去などを行う血液浄化療法もあります．すべての血液浄化療法はこのように戦略的に整理することができます．

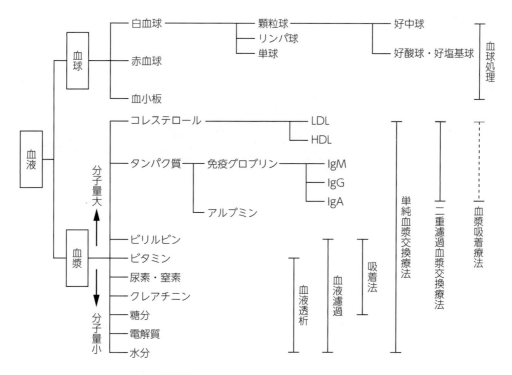

図9 分子量の大きさと血液浄化療法

🔶 ここがポイント

　すべての血液浄化療法の原理は共通していて，除去したいものの大きさによって使い分けられる.

■ 文 献

1）平澤博之：持続的血液濾過透析. 集中治療, 5：549-556, 1993
2）「CHDFの理論と実際 —原理・施行法編—」（平澤博之／編著）, 総合医学社, 1998
3）「CRRTポケットマニュアル 第2版」（野入英世, 花房規男／編著）, 医歯薬出版, 2015

Profile

中村謙介（Kensuke Nakamura）

日立総合病院 救急集中治療科
救急, 集中治療, 総合内科, 栄養, リハビリ, 筋肉
腎臓でもGFRというくらいで血圧によってfiltrationして尿をつくっています. コーヒーをフィルターで濾すのもfiltrationです. 濾過ってすごいですね（とはじめて勉強したとき自分は感動しましたがありふれた原理です）.

血液浄化療法の設定方法とその考え方

中村謙介

① 血液浄化療法では透析膜も考えて選ぼう

② Qb・Qd・Qf・除水量を病態や目的に合わせて設計しよう（Qd，Qfと除去効率の関係を知ろう）

③ Qb・Qd・Qf・除水量からポンプ設定を計算できるようにしよう

はじめに

　本稿では血液浄化療法の設定方法とその考え方を勉強していきます．基本的に血液浄化療法は以下の順に考えて導入・設定します（図1）．

　モダリティ選択〔間欠透析（intermittent hemodialysis：IHD）なのかCHDF（continuous hemodialysis and filtration：持続血液濾過透析）なのか，血漿交換などほかの血液浄化なのか〕に関しては「血液浄化療法の原理と回路の成り立ち」（pp.3207～3217），「急性血液浄化療法の適応と導入のタイミング」（pp.3227～3233），「血液浄化による物質除去の考え方」（pp.3247～3256）を参照ください．物質除去ができるかと循環状態によって適

```
① モダリティを選ぶ（血液浄化療法の種類）
          ↓　（IHD/CHDFの場合）
② 透析膜を選ぶ
          ↓
③ Qb・Qd・Qf・除水量を設定する
          ↓
④ 抗凝固薬の種類と投与速度を設定する
```

図1 アルゴリズム

切なモダリティを選択します．ここでは，腎代替目的のIHD/CHDFの設定について解説していきます（基本的にIHD/CHDF以外では設定にバリエーションはなくほぼ一意に定まります）．また抗凝固薬の管理については「血液浄化療法の実際の管理のしかた」（pp.3257〜3270）にゆずります．

1 透析膜を選ぶ

　　　IHDもCHDFもさまざまな膜があり，**膜選択は血液浄化療法を進めるうえでの重要なミッション**となります．CHDFに使用できる膜の例を**表1**に，よく使われている膜（PS膜，PMMA膜，AN69ST膜）を**図2**に示します．新しい性能のよい膜が発売されては古い膜が販売停止になるので，ここでとり上げている膜でも使用できないものもあります．そのため，自施設に入っている膜から最も患者さんに適した膜を選択する必要があります．

　　　たくさんの情報が書かれていますが，重要なものをピックアップして解説します．

1）膜素材

　　　当然一番重要なのは膜素材の種類になります．膜素材ごとの特徴に関しては❶ 透析・濾過性能と❷ 生体適合性が重要で，さらに救急集中治療領域では❸ 吸着性能を考慮することがあります．

❶ 透析・濾過性能

　　　膜素材によって透析・濾過性能は大きく異なります．透析・濾過性能に伴う物質ごとの除去性能が細かく吟味されていますが，まとめて比べる指標としてUFR（ultrafiltration

表1　CHDFに使用できる透析膜

製品名	エクセルフロー®	パンフロー/レナサポート®	ヘモフィール®SHG→SNV	ヘモフィールCH	UTフィルター®	シュアフィルター®(PUT®)	フロースター®	セプザイリス®	HFセット
製造元	旭化成メディカル	旭化成メディカル/クラレメディカル	東レ	東レ	ニプロ	ニプロ	JMS	バクスター	バクスター
膜素材	ポリスルホン	ポリアクリロニトリル	ポリスルホン	ポリメチルメタクリレート	セルローストリアセテート	ポリエーテルスルホン	ポリエーテルスルホン	アクリロニトリル・メタリルスルホン	ポリアリルエーテルスルホン
膜素材略語	PS	PAN	PS	PMMA	CTA	PES	PES	AN69ST	PAES
膜面積（㎡）	0.3, 0.7, 1.0, 1.3	0.1, 0.3, 0.6, 1.0	0.8, 1.0, 1.3	0.3, 0.6, 1.3, 1.8	0.3, 0.5, 0.7, 1.1	0.3, 0.9, 1.1, 1.5, 2.1, 2.5	0.4, 0.8, 1.1, 1.5	0.6, 1.0, 1.5	0.2, 1.1, 1.4
内径（μm）	225	250	200	240	200	200	200	240	215
膜厚（μm）	45	35	40	30	15	40	30	50	50
血液容量(priming volume)	26, 47, 69, 97	12, 33, 63, 87	53, 67, 85	22, 38, 58, 130	20, 30, 45, 65, 90, 125	23, 53, 68, 93, 128, 148	30, 45, 68, 88	47, 69, 107	58, 162, 184(回路全体)
滅菌	γ線	EOG	γ線	γ線	γ線	γ線	EOG	EOG	EOG
Wet/Dry	Wet	Dry	Wet	Wet	Dry	Dry	Dry	Dry	Dry

rate：限外濾過率）があります（図3）．膜に限外濾過圧〔透析膜の内側と外側に発生した圧較差が膜間圧較差（transmembrane pressure：TMP）であり，Qfに直結します〕をかけたとき，どれくらいのクリアランスを発揮できるかを示す値がUFRです．図3ではPA，PAN，PS，PMMAの順に濾過性能がよいとわかります．ただUFRは膜面積や透析条件にも左右されるのであくまで参考値であり，**昨今の透析膜はhigh-flux膜という透析・濾過性能の高い膜が開発され使用されている**[1] ため，**あまり性能差を気にする必要がありません**（透析条件などの方が重要）．PAN膜や最近のPS膜は除去性能に優れていると考えてよいです．

❷ 生体適合性

　　生体適合性とは異物反応や拒絶反応が起きない程度をいいます．明確な定義や指標があるわけではないので難しいですが，生体適合性は高いに越したことはありません．**生体適合性が高いほうが血小板をはじめとした血球の減少が少なく，抗凝固薬も少なくてすむの**で非常に大切な因子になります．昨今の膜で生体適合性が悪くて問題になることはありませんが，ethylene vinylalcohol（EVAL）膜などのように抗凝固薬なしで血液透析ができる膜も存在する[2] ため，出血傾向のある患者では考慮すべきです（残念ながらEVAL膜はメーカー撤退により2019年で販売停止になっています）．現在も販売されているなかでは，PS膜が生体適合性のよい膜の1つです（最近の性能向上を踏まえると，**特殊な病態でない限りPS膜を使用するのが無難**です）．

❸ 吸着性能

　　透析膜には少なからず吸着性能があり，特にそれに秀でた膜素材としてPMMA膜（ヘモフィール®CH）とAN69ST膜（セプザイリス®）があります（図2）．炎症性サイトカインの吸着を狙えるとしていずれも敗血症病態の改善，炎症コントロール目的に使用されていますが，**CHDFでの吸着にエビデンスはなくロマンの範疇**です．他方，価格や性能はPS膜などと大きくは変わらないので使用は考慮できます．

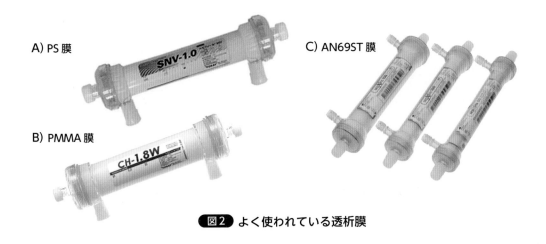

A) PS膜

B) PMMA膜

C) AN69ST膜

図2 よく使われている透析膜

以上をまとめて，膜素材は以下のように選びましょう．

 ここがポイント：CHDFでは基本はPS膜

・吸着を狙いたければPMMA膜 or AN69ST膜（エビデンスなし）
・IHDや維持透析では（生体適合性は患者にもよるので）PS膜の使用を基本にしていろいろ試して選ぶ

2) 膜面積

同じ膜素材でも複数の膜面積から選択できる場合が多いです．膜面積とは透析液と患者血液が触れ合う部分の面積ですから，**膜面積が大きいほうが透析・濾過性能に優れ，吸着性能は特に膜面積の影響を強く受けます**．効率を求めるなら膜面積は大きくすべきですが，次項の priming volume も大きくなるので注意が必要です．

3) priming volume

血液や生理食塩水で膜を満たしたときに使用する溶液の量で，膜面積と連動します．**透析回路全体の priming volume は 200 mL 程度ですので成人ではあまり問題になりませんが，乳幼児で血液浄化する場合は priming volume の小さい膜を選択する必要があります**．

 ここがポイント

・効率を重視するなら膜面積を最大にする
・乳幼児では priming volume に注意

かくして，膜選択も含めて透析処方を考えるようにしてください．

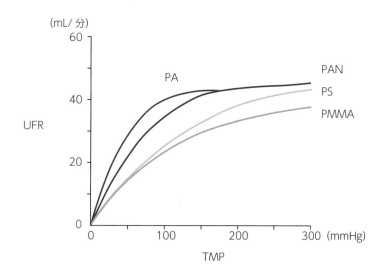

図3 各膜のUFR限外濾過率

2 Qb・Qd・Qf・除水量を設定する

　次に具体的なCHDF回路のポンプ設定を考えます．各ポンプ設定（図4）からQb・Qd・Qf・除水量を設定しますが，これらの増減によって何がどう変わるのでしょうか．それぞれの値の増減に関する基礎検討は奥深い[3, 4]のですが，ここでは簡単にまとめて見ていきましょう．

1) Qb：血液流量

　Qbは血液ポンプで調整します．CHDFでは，通常Qb100～120 mL/分に設定します．
　Qbは血液側の流れなので透析や濾過に直接かかわりませんが，**透析や濾過の効率の最大上限に影響する**（常に新しい血液が供給されたほうがクリアランスを稼げますよね）ので，より大きな効率を求める場合はQbを増やしにいきます．例えばIHDでは200～250 mL/分にする場合もあります．またQfをかけているときには，Qbが大きいほうが（常に新しい血液が供給された方が）膜はつまりにくくなります．**吸着を目的とした場合はQb**

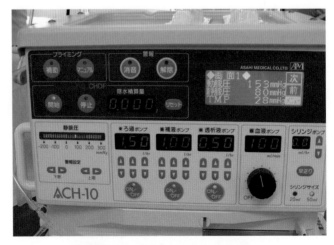

図4 CHDF回路の各ポンプ設定

が効率に直接相関します.

　とはいえQbを増やしすぎると，当然循環動態が崩れやすくなったり脱血不良が起こりやすくなったりしますので，CHDFではQf上限を増やしたい場合以外はQbを通常の値以上に増やすことはありません.

2) Qd：透析流量

　Qdと透析効率（クリアランス mL/分）の関係に関しては，重要なことが2つあります（図5）. ① CHDF回路において，Qdが2 L/時以下の条件ではQbを100 mL/分以上に増やしても透析効率は変わらない，② Qbを一定にした場合，透析効率はQdがQbの2倍程度になるまで比例してよくなるということです. ①から，CHDF回路では透析効率を増やすためにQbを上げる必要はないことがわかります. 他方②から，「**透析効率を上げるにはQdを増やせば増やすほどよい**」といえます. Qbの2倍というのがポイントで，100 mL/分の2倍は200 mL/分＝12 L/時であり，CHDF回路で提供可能なQdではない〔実際にどれくらい提供できるかは「**血液浄化療法の実際の管理のしかた**」（pp.3257〜3270）参照〕ので，Qdを増やせば増やすほど透析効率は比例関係で上がるといえるのです.

　例えばCHDFをしていて拡散で除去できる物質（造影剤やBUNなど）があるときには，一時的にQdを2,000 mL/時〜6,000 mL/時などに設定するのもありです. またIHDや維持透析の場合，週に限られた回数かつ3〜4時間という短時間で物質除去をしないといけないため効率を最大限にする必要があります. 高い透析液は使用できないので水道水から作成しつつQdを30 L/時以上とするのはそのためで，Qbを増やして比例上限を上げることもあります.

　他方，Qdを増やすデメリットは何でしょうか. Qdは血液の外側の流れを決めているものなので循環や血球に直接影響することはありませんが，**透析によってビタミンやアミノ酸など大切なものも除去されている**という感覚が大事です（回せば回すほどよいというものではない）. またCHDFの透析液はサブラッド®などの滅菌パックされた製剤を用います. この透析液は1パック2Lで1,000円以上する高いもので，大量に使うと病院持ち出しになるシステムなので病院の財布に優しくないといえます.

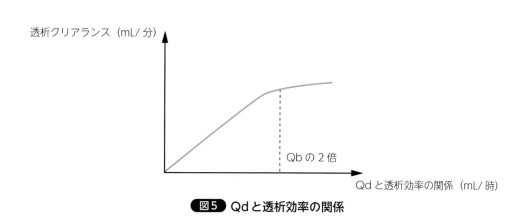

透析クリアランス（mL/分）

Qbの2倍

Qdと透析効率の関係（mL/時）

図5 Qdと透析効率の関係

3) Qf：濾過流量

　Qfは濾過ポンプ流量と透析液ポンプ流量の差分で設定できますが，Qfと濾過効率の関係にもまた重要なことが2つあります（図6）．① 濾過効率にQbはあまり関係しない，② Qbを一定にした場合，濾過効率はQfがQbの20〜30％程度になるまで比例してよくなるが，それ以上にすると血球などの有形成分が限界となり溶血や膜凝固の原因となる，ということです．①は問題ないかと思いますが，②の上限がQdと比較して小さいQfとなる点が注意です．例えばQbが100 mL/分の場合，その20％は100（mL/分）× 0.2 ＝ 20（mL/分）＝ 1.2（L/時）となります．この上限を超えることは効率の問題だけでなく血球や膜への負担を考えても得策ではないので，「濾過効率を上げたければQfをQbの20％程度まで上げる（そのためにQbを上げてもよい）」といえます．また，Qfで除去したいものがないならQfを入れない（Qfを0にする）というのも手で，そのような設定は（Fを入れない）CHDといいます．

　以上総括して，Qb・Qd・Qfは以下のように設定します．

🔖 **ここがポイント**

CHDF：
　Qb：100〜120 mL/分（Qfを増やしたいなら上げてもOK）
　Qd：透析効率を上げるにはQdを増やせば増やすほどよい
　　　（ただしコストには注意）
　Qf：濾過効率を上げるにはQfをQbの20％程度まで上げる
　　　（除去したいものがなければQfは0にする）
IHD：
　Qb：100〜200 mL/分（効率を上げるためにさらに増やしてもOK）
　Qd：30 L/時が基本
　Qf：基本的に設定しない

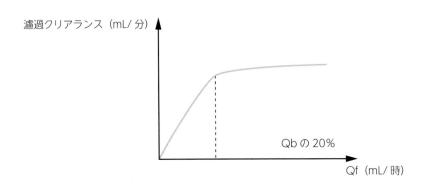

図6 Qfと濾過効率の関係

4) 除水量

除水量は患者の病態ごとに大きく異なるのでその都度設計してください．IHDでは目標の除水量を施行時間（3～5時間）で除水するという考え方になりますが，CHDFの場合は24時間かけてゆっくり施行できるので，何mL/時という除水速度を微調整しながら管理するという考え方ができます．

【コラム】CHDFのクレアチニンクリアランスはいくらあるのか？

さてここまで勉強して，実際にCHDFを運用することでクレアチニンクリアランス（CCr）をどのくらい得られると思いますか？ 私は何も知らずに血液浄化療法に夢だけもっていた時分には「CHDFのCCrって100 mLくらいある？」とか漠然と期待していました．**表2**はあるPS膜の添付文書に記載されたクリアランスです．「おお，CCrあるじゃないか，すごい」と思うかもしれませんが，だまされてはいけないのは透析条件です．Qb200 mL/分，Qd500 mL/時（＝30 L/時）で施行した場合のクリアランスとなっています．つまりIHD設定で大量の透析液を使用してようやく得られるのがこのクリアランスであり，**通常のCHDF設定の場合は（膜や設定にもよりますが）CCr20～40 mL程度**といわれています．これは完全に患者の腎臓が機能していない場合，血清クレアチニンが2～3 mg/dLで落ち着く程度といえます．思ったよりCCrはないんですね．

ただし，**このCCrでほかの物質や薬剤のクリアランスを同じ腎機能と比較してはいけません**．各物質のクリアランスのバランスは腎臓と透析で大きく異なる（例えばUNクリアランスは腎臓ではクレアチニンの1/2程度ですが，透析ではクレアチニンとそこまで変わりません）ので，直接機能比較はできないのです．

---

3 Qb・Qd・Qf・除水量からポンプ流量を設定する

実際にQb・Qd・Qf・除水量を設定するにあたっては，ポンプ流量を設定しなくてはなりません．「血液浄化療法の原理と回路の成り立ち」（pp.3207～3217）で解説したように

表2 あるPS膜のクリアランス

あるPS膜	UFR（mL/mmHg・時）	クリアランス（mL/分）			
		尿素	クレアチニン	リン	ビタミンB12
膜面積0.8 m²	38	162	151	132	100
膜面積1.1 m²	50	179	172	155	117
膜面積1.3 m²	57	185	176	167	130
膜面積1.5 m²	62	188	178	173	140
膜面積1.8 m²	68	190	181	178	148
膜面積2.1 m²	71	192	189	183	158

※UFR：牛血漿（TP ＝ 6.5 ± 0.5 g/dL，TMP ＝ 50 mmHg）にて測定．
※クリアランスは，QB ＝ 200 mL/分，QD ＝ 500 mL/分，TMP ＝ 0 mmHgの際の値．

「Qb・Qd・Qf・除水量」↔「ポンプ流量」と換算ができ，例えば図4の場合Qb＝100 mL/分，Qd＝500 mL/時，Qf＝1,000 mL/時，除水量0 mL/時と求められます．この計算も速くできなくてはいけませんが，導入の際は逆にQb・Qd・Qf・除水量を臨床的に設計してポンプ流量に換算し設定するということが必要になります．単純に逆計算するだけなのですが，はじめは現場で混乱しやすいので次のような問題を解いておきましょう．

> 問：以下のようなQb・Qd・Qf・除水量を設定したい場合の各ポンプ流量はいくらにすればよいでしょうか？
> 問1．Qb＝120 mL/分，Qd＝800 mL/時，　Qf＝600 mL/時，除水量400 mL/時
> 問2．Qb＝180 mL/分，Qd＝2,000 mL/時，Qf＝500 mL/時，除水量100 mL/時
> 問3．Qb＝100 mL/分，Qd＝600 mL/時，　Qf＝0 mL/時，　　除水量0 mL/時

> 答：
> 1．血液120 mL/分，濾過1400 mL/時，　透析800 mL/時，補液200 mL/時
> 2．血液180 mL/分，濾過2,500 mL/時，透析2,000 mL/時，補液400 mL/時
> 3．血液100 mL/分，濾過600 mL/時，　透析600 mL/時，補液0 mL/時

> 【コラム】血漿交換（plasma exchange：PE）の設定
> IHD/CHDF以外は設計が一意に決まるとしましたが，実際にはそうでないものもあります．例えば単純血漿交換の場合は，1回あたりどれだけの血漿量の交換を週に何回，合計何回行うかによって決まります．1回あたりは循環血漿量を70×体重（kg）×（1－Ht/100）（mL）で計算し，その1〜1.5倍の血漿量で置換するのが一般的ですが，週何回かと合わせて目的の物質の血中濃度がどのように変化するかシミュレーションし設計するのが大事です．

■ 文　献

1）川西秀樹，他：血液浄化器（中空糸型）の機能分類2013．透析会誌，46：501-506，2013
2）峰島三千男，他：特別な機能をもつ血液透析器の特徴と評価法．透析会誌，50：363-399，2017
3）峰島三千男：急性血液浄化療法の溶質除去に及ぼす透析液流量，置換液量の影響（理論的側面）．ICUとCCU，29：S87-89，2005
4）Ronco C, et al：Effects of different doses in continuous veno-venous haemofiltration on outcomes of acute renal failure：a prospective randomised trial. Lancet, 356：26-30, 2000

Profile

| 中村謙介（Kensuke Nakamura）

日立総合病院 救急集中治療科
救急，集中治療，総合内科，栄養，運動，筋肉
実は自分は筋トレが趣味なのですが，まさに救急集中治療領域も空前の筋トレ，プロテインブームになっています（ちょっと誇張はありますが）．筋トレに興味のある方はぜひこの領域に！（つづく）

急性血液浄化療法の適応と導入のタイミング

中村謙介

① 血液浄化療法の導入目的はrenal indicationとnon-renal indicationにわけられる

② 絶対条件では迷わず血液浄化療法導入！

③ 早期導入は，❶ 病状の悪化が見込まれる場合と❷ 腎補助の利点が得られる場合にのみ行う

④ 重症，循環不安定ならCHDFを優先する

1 急性血液浄化療法 (IHD/CHDF) 導入の考え方

　本稿では急性期治療に使用する，間欠透析（intermittent hemodialysis：IHD）と持続血液濾過透析 (continuous hemodialysis and filtration：CHDF) つまり腎代替療法〔それぞれintermittent renal replacement therapy（IRRT）と continuous renal replacement therapy（CRRT）という言葉を用いるのが一般的ですが，ここまで勉強してきた流れに合わせIHD/CHDFとして説明します〕をどのように考えて導入するのか，具体的には「いつ」「だれに」「どのように」導入するのかについて勉強しましょう．

　急性期に血液浄化療法を行う目的は表1のように整理されていて，どの目的で導入するかによって適応と導入のタイミングは大きく変わります．腎代替の目的をrenal indicationと呼び，腎不全が完成してから導入するような遅い導入（late initiation）と，それよりも早期に実施する導入 (early initiation) があります．さらに腎代替以外の目的で血液浄化療法を導入するのがnon-renal indicationです．順に解説していきます．

1) 絶対条件

急性血液浄化療法のキーワードに**絶対条件**というものがあります．これは「**透析しなくては死んでしまう**」という，透析を導入する以外に選択肢がない状況を表すもので，必ず血液浄化療法を導入しなくてはなりません．具体的な絶対条件は教科書によって多少異なるため詳細を憶える必要はありませんが，参考までにガイドラインをもとにした指標を**表2**に示します．例えば血清カリウム値が10 mEq/Lであれば誰でも透析しなくてはならないと考えると思います．透析導入の是非を議論する余地がないのが絶対条件で，絶対条件ではじめて血液浄化を導入する戦略が最も遅い導入（late initiation）になります．

 ここがポイント
> 絶対条件では迷わず血液浄化療法導入！

2) 早期導入

では絶対条件下のlate initiationに対して，それよりも早い導入（early initiation）とはどういったものでしょうか．例えば絶対条件に合致せずとも病状が進行・悪化していて，**今後絶対条件となる可能性が高い場合に早めに導入しておく**という考え方があります．

また完全な腎不全でなくても腎臓の機能を補助する形で血液浄化が効力を発揮することがあり，このような用途を腎代替（renal replacement）に対して**腎補助（renal support）**といいます．輸液過剰は予後を悪化させるといわれている昨今，透析は水分管理を適切に

表1 急性期における血液浄化療法導入の目的とタイミング

① renal indication
(1) late initiation 　　絶対条件（absolute indication） (2) early initiation 　　腎補助（renal support）
② non-renal indication

表2 絶対条件

病態	指標
代謝異常	BUN＞100 mg/dL 尿毒症症状（脳症，心膜炎，出血など）
	高カリウム血症（K＞6.0 mEq/L） ±心電図異常
	高マグネシウム血症（Mg＞8 mEq/L） ±無尿/深部腱反射消失
アシドーシス	pH＜7.15
乏尿	尿量＜200 mL/12時 または無尿
体液過剰	利尿薬抵抗性の臓器うっ血

文献1をもとに作成．

行いやすくしますし[2]，腎不全がなくても電解質管理やアシドーシス管理，中毒物質の除去に貢献します．これらの**腎補助が効果を発揮するのはホメオスタシスを保ちにくい重症患者，つまり多臓器不全患者**に対してです．また**腎補助を目的とした場合にはIHDよりもCHDFの方が効果的**（24時間持続で緩徐に行うことにより，きめ細かい水分管理や溶質管理が可能です）といえるので，重症なことも相まってCHDFを選択することが多いです．

ここがポイント

早期導入は❶ **病状の悪化が見込まれる場合**と，❷ **腎補助の利点が得られる場合**に行う．多臓器不全が最たる例で，可能ならCHDFを選択する．

3) non-renal indication

本来透析は腎代替を目的に行うものですが，**腎臓関連以外での効果を期待するのがnon-renal indication**です．サイトカイン吸着やショックの是正が代表的ですが，ほかにも体温管理（合併症としての低体温を利用）や肝性脳症の是正など腎臓の機能以外の効果を見込むものはすべてnon-renal indicationです．血液浄化療法にはさまざまな利点があるのでnon-renalなものも含めて運営すると効果を最大限にできますが，**non-renal indicationはすべてがエビデンスをもって推奨されているわけではありません**．さまざまな意見はありますが，non-renal indicationだけを目的に血液浄化療法を導入するのは控えましょう．

ここがポイント

non-renal indicationだけで血液浄化療法を導入しない（ただ利点は整理しておく）．

【コラム】炎症性サイトカインは除去できるのか？

non-renal indicationの一大テーマに「CHDFで炎症性サイトカインは除去できるのか？」があります．2000年に，腎不全を呈する集中治療患者にQf（quantity of filtration flow rate：濾過流量）を増やすことで生命予後がよくなるとするRCTが発表され一世を風靡しました[3]．炎症性サイトカインの分子量は10,000 Da台（IL-6が26,000 Da，TNF-αが17,500 Daなど）のため，濾過によって除去できると考えればQfの多いCHDFは有効なはずです．

残念ながらこのテーマに対する回答はNoで，その理由は「**サイトカインの内因性クリアランスが大きすぎるから**」です．内因性クリアランスは全身での代謝を加味したクリアランスで〔「血液浄化による物質除去の考え方」（pp.3247～3256）参照〕，サイトカインの内因性クリアランスは230～460 mL/分もある（サイトカインは半減期が短く，ひっきりなしに代謝されては新しいものが産生されていると考えられます）のに対し，CHDFのサイトカインのクリアランスは条件にもよるものの10～20 mL/分程度とされています[4]．そのため全身代謝の前では付け焼き刃程度の意味しかなく，**血中濃度を下げるに至らない**のです．このことから，サイトカイン除去を目的に血液浄化をしてはいけません．

しかし上記の理論展開には吸着の機序は含まれていません．PMMA膜やAN69ST膜のようなサイトカイン吸着能のある膜を用いればあるいは，という可能性は残っていて救急集中治療領域で研究がなされています．ただ吸着に関しても残念ながら確固たる効果が検証されておらず，現時点では声高にサイトカイン吸着を謳うことはできないのです．

【コラム】PMX？

透析ではありませんがエンドトキシン吸着療法 (poly myxin B-immobilized fiber column direct hemoperfusion：PMX-DHP) という治療法があります．ポリミキシンBカラムを用いた血液吸着によって，エンドトキシンはじめさまざまなメディエーターが除去できると考えられています．回路としては「血液吸着」なのでCHDFと同じ機械を使用して血液ポンプのみ作動させ膜を通過させます（図1）．機序は解明されておりませんが昇圧効果や酸素化改善効果が期待できるとされ[5]，なかでも昇圧効果は致命的な敗血症性ショックに対する起死回生の一手になりえます．しかし1カラム40万円する高額な治療法であり，やはりエビデンスとして意義が確立されていないため，使用は慎重にしましょう．

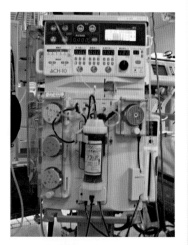

図1 PMX-DHP

2 急性血液浄化療法の最近の潮流

　「特集にあたって」(pp.3204〜3206) にも書きましたがエビデンスが混沌としていることが急性血液浄化療法の難点で，若い先生たちが混乱する要因です．それでも，**どのような議論展開がなされているかをザッと知ったうえで患者ごとに導入や運営を決めるのが正しいプラクティスとなります**．ここでは簡単に急性血液浄化療法の潮流を振り返ります．

1) IHD vs CHDF

　腎代替療法をする際にもIHDにすべきかCHDFにすべきかの選択を行うことができます．いくつかCHDFの利点をあげてきましたが，効率はIHDの方がよく短時間ですむので管理も楽です．これまで腎不全に対してIHDとCHDFを比較する臨床試験が多数なされてきましたがCHDFの優位性は明らかでなく，**IHDとCHDFはどちらでもよい**というのが結論となっています[6]．実際にCHDFができない病院やICUもあり，その選択は環境や人手などの影響を強く受けることがわかっています．ただ**循環動態が不安定な場合は短時間のIHDは難しく，CHDFにせざるを得ない**ということはコンセンサスになっているので，CHDFを優先してください．

 ここがポイント

　IHDとCHDFはどちらでもよいが，循環動態が不安定ならCHDFにする．

2) early vs late

　1 1，2) のように，導入のタイミングには絶対条件まで待つlate initiationとそれより

早期に導入するearly initiationがあります．どちらの戦略が優れているかについては研究が多数なされましたが，2016年にELAIN試験とAKIKI試験というearly vs lateを比較する2つの大きなRCTが発表され，対象患者数は異なるものの一方はearly initiationが予後をよくする，一方はどちらでも効果は変わらないという異なる結果となりました[7, 8]．いまもってearly vs lateの研究は行われていて議論の最中ですが，少なくとも闇雲に早期導入するのは避けた方がよい，というのが最近の考え方です．

 ここがポイント

　early vs lateのエビデンスはまとまっていないので，何も考えずに早期導入するのは控える．

3）血液浄化量は多いほどよいのか？

　「【コラム】炎症性サイトカインは除去できるのか？」のなかで紹介した，Qfを増やすことで集中治療患者の生存率が改善した[3]という研究を金字塔にして，CHDFの際の透析液流量（quantity of dialysate flow rate：Qd）やQfすなわち血液浄化量を増やすことによって予後に寄与できるのではないかという期待が抱かれました．しかし2010年前後に複数の血液浄化量を比較する研究が発表され，そのすべてが浄化量が多くても少なくても効果は変わらないという結論でした[9, 10]．現在ではQdやQfを不要に増やす意味はなく，**透析液流量と補液流量を合わせて（つまり透析液の使用量を）20〜25 mL/kg/時程度にする**ことが海外のガイドラインでも推奨されています[11]．日本では透析液の使用量を20 L/日以下に抑えるやり方〔「血液浄化療法の実際の管理のしかた」（pp.3257〜3270）参照〕が主流のため，さらに少なく10〜15 mL/kg/時程度にしているのが現状で，除きたいものがないときはそれ以上に増やす必要はないということになります．

 ここがポイント

　CHDFの透析液使用量は20〜25 mL/kg/時までで十分．

4）non-renal indication

　1でも述べましたが，non-renal indicationに関するエビデンスはほとんどありません．否定する根拠もないので絶対にやるなとまではいえませんが，少なくとも闇雲に導入するのはやめましょう．

3　血液浄化療法導入の実際

　以上をふまえて，実際の急性血液浄化療法の適応やタイミングはどのように決めればよいでしょうか．一律に「このようなときに導入」とできないのがつらいところなのですが，実際には絶対条件あるいは病状の悪化や導入の利点が見込める場合に導入，いずれもない

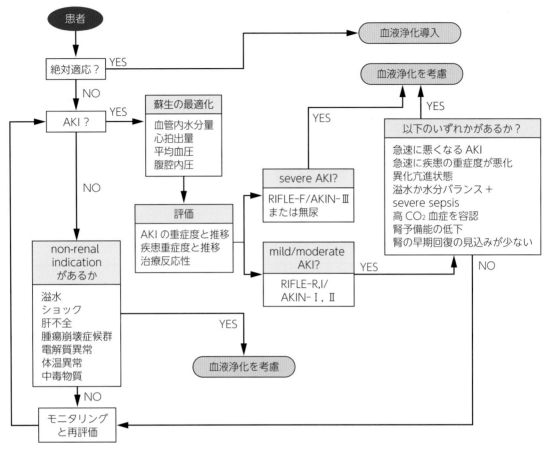

図2 血液浄化療法導入のアルゴリズム

AKI（acute kidney injury：急性腎障害）

なら**経過観察**とすべきでしょう．このような考え方は以前から提唱されており[12]，これを参考にアルゴリズム作成したものが**図2**になります[13]．すなわち，絶対条件があるならすぐ導入，そうでないなら病状の悪化や導入したときの利点をnon-renal indicationも含めて考えて症例ごとに導入を検討するという流れになっているのを確認してください．

【コラム】透析は腎臓によいのか悪いのか？

若かりしころに自分も疑問をもったのですが，透析は基本的に腎障害に対して行う治療（補助療法）なので，急性血液浄化療法が腎障害そのものによいのか悪いのかはとても気になるクリニカルクエスチョンです．これを直接的に検討した研究はない（できない）のですが，理論的には**透析そのものは腎臓に対してよくも悪くもない**はずです．透析で電解質やpHを補正しても，腎血流量や血圧が変わらなければ腎臓の循環には影響しません．ただ透析による**過度な除水は腎虚血を起こす可能性があって有害**で，IHD vs CHDFの研究では急激に除水をしうるIHDの方が残存腎機能が悪かったとするものがあります[14]．一方，腎うっ血は腎臓に非常によくないので，**over-volume を避け適切な水分管理が提供できれば有益**となります．また，early vs lateのELAIN試験で早期導入群の腎予後がよかったという検討もあります[15]．残念ながらエビデンスとなるほどの研究はないのですが，**急性血液浄化療法は腎臓に直接的な影響はしないものの，害にも益にもなりうる**と考えて適切な運営を心がけるべきでしょう．

■ 文　献

1) Gibney N, et al：Timing of initiation and discontinuation of renal replacement therapy in AKI：unanswered key questions. Clin J Am Soc Nephrol, 3：876-880, 2008

2) Cerda J, et al：Fluid overload in critically ill patients with acute kidney injury. Blood Purif, 29：331-338, 2010

3) Ronco C, et al：Effects of different doses in continuous veno-venous haemofiltration on outcomes of acute renal failure：a prospective randomised trial. Lancet, 356：26-30, 2000

4) Sander A, et al：Hemofiltration increases IL-6 clearance in early systemic inflammatory response syndrome but does not alter IL-6 and TNF alpha plasma concentrations. Intensive Care Med, 23：878-884, 1997

5) Cruz DN, et al：Effectiveness of polymyxin B-immobilized fiber column in sepsis：a systematic review. Crit Care, 11：R47, 2007

6) Rhodes A, et al：Surviving Sepsis Campaign：International Guidelines for Management of Sepsis and Septic Shock：2016. Intensive Care Med, 43：304-307, 2017

7) Zarbock A, et al：Effect of Early vs Delayed Initiation of Renal Replacement Therapy on Mortality in Critically Ill Patients With Acute Kidney Injury：The ELAIN Randomized Clinical Trial. JAMA, 315：2190-2199, 2016

8) Gaudry S, et al：Initiation Strategies for Renal-Replacement Therapy in the Intensive Care Unit. N Engl J Med, 375：122-133, 2016

9) Palevsky PM, et al：Intensity of renal support in critically ill patients with acute kidney injury. N Engl J Med, 359：7-20, 2008

10) Bellomo R, et al：Intensity of continuous renal-replacement therapy in critically ill patients. N Engl J Med, 361：1627-1638, 2009

11) Kidney Disease：Improving Global Outcomes (KDIGO) Acute Kidney Injury Work Group：KDIGO Clinical Practice Guideline for Acute Kidney Injury. Kidney Int, 2：1-138, 2012

12) Bagshaw SM, et al：A proposed algorithm for initiation of renal replacement therapy in adult critically ill patients. Crit Care, 13：317, 2009

13)「急性腎不全・AKI診療Q&A」（野入英世／編著），pp153-157, 中外医学社, 2012

14) Mehta RL, et al：A randomized clinical trial of continuous versus intermittent dialysis for acute renal failure. Kidney Int, 60：1154-1163, 2001

15) Meersch M, et al：Long-Term Clinical Outcomes after Early Initiation of RRT in Critically Ill Patients with AKI. J Am Soc Nephrol, 29：1011-1019, 2018

Profile

中村謙介（Kensuke Nakamura）

日立総合病院 救急集中治療科
救急，集中治療，総合内科，栄養，運動，筋肉
筋肉は財産です．同化力を考えて，筋トレは若い時分からやった方が圧倒的に有利です（自分は30過ぎてからで遅かった）．「いつやるの？　今でしょ！」であり，研修中でもぜひ筋トレを勧めます！（つづく）

維持透析の導入のタイミング

島田　敦

① 維持血液透析の導入には，GFRを適切に，特に導入期には各指標の特徴をふまえ総合的に評価するという軸と，腎不全に伴って出現する尿毒症，活動度の低下や栄養状態の悪化まで幅広く患者ごとにみるという軸が大切である

② GFR＜8 mL/分/1.73 m^{2}までは腎不全症候に保存治療で対処したうえで透析導入するのが望ましい

③ 遅くともGFR＜2 mL/分/1.73 m^{2}となる前に，早くともGFR 8〜15 mL/分/1.73 m^{2}のうちで腎不全症候に保存治療で対処できないときも透析導入に踏み切るが，この場合は予後不良である

はじめに

　　腎臓の機能は大きく分けて，① 尿毒素物質の除去（クレアチニン，尿素窒素，電解質など），② 生体の恒常性維持（血圧，体液量，酸塩基平衡など），③ ホルモンの産生（エリスロポエチン，ビタミンDなど）の3つです．慢性腎不全の進行に伴って，これらの機能が失われていきますが，このうち①と②を，透析膜を介した血液透析（hemodialysis：HD）と，腹膜を介した腹膜透析（peritoneal dialysis：PD）で代替しようとする治療が，維持透析です（さらに③をも代替する治療が，腎移植です）．前項までの急性血液浄化療法と異なり，維持透析は腎移植に移行する場合を除けば通常生涯にわたり継続するので，その導入には計画と準備が重要です．本稿では，主に維持血液透析（適宜，透析と略記します）について，保存治療から移行するタイミングをどう考えるかお話しします．

1 GFRを適切に評価する

　透析導入を考えるには，①と②に大きくかかわるGFR（glomerular filtration rate：糸球体濾過量）が1つの評価軸になります．GFRの指標はいくつかあるので，実測値か推算値かを明確にしたうえで〔便宜的に実測値にはm（measured），推算値にはe（estimated）を付けます〕，その特徴を整理しましょう．

1）イヌリンクリアランスによるmGFR [mL/分]

　GFR指標のgold standardですが，測定手技が煩雑です．

2）血清クレアチニンによるeGFR [mL/分/1.73 m²]

> 男性：eGFR＝194×sCr$^{-1.094}$×年齢$^{-0.287}$
> 女性：eGFR＝194×sCr$^{-1.094}$×年齢$^{-0.287}$×0.739

　2009年に日本腎臓学会が提唱した血清クレアチニン（serum creatinine：sCr）によるeGFRは，日本人成人によく適合します．ただし，GFR正常例では過小評価になること，GFR高度低下例では個人におけるバラツキが大きくなることに注意が必要です（図1）．

> 【コラム】sCr逆数の経時的プロット
> 　sCr逆数（≒eGFR）を縦軸，時間を横軸にとったグラフを描くと，（保存期腎不全ではおおむね）右肩下がりの直線になることが知られているため，末期腎不全に至るおおよその時期を予測できるかもしれません．

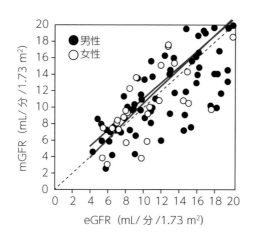

図1 GFR＜20 mL/分/1.73 m²におけるmGFRとeGFRの関係
文献1より引用．
──，──はそれぞれ男性，女性のeGFRに対するmGFRの平均的な値を示す．

3) クレアチニンクリアランス [mL/分]

　　クレアチニンクリアランス（creatinine clearance：Ccr）も，実測値と換算値で示されます．mCcrは，

mCcr＝尿中クレアチニン×尿量/sCr

より求められます．クレアチニンはほぼすべて糸球体濾過され尿細管再吸収されず，わずかに尿細管分泌されるので

GFR＝0.715×Ccr

となります．GFR低下例では，クレアチニンを排泄するために尿細管分泌が増えるのでmCcrはGFRを過大評価しますが，一方で尿素の尿細管再吸収は増えるので，尿素クリアランス（urea clearance：Cure）との平均値である（mCcr＋mCure）/2がGFRに近似します[2]．しかし，GFR＜8 mL/分/1.73 m^{2}まで低下すると尿素も尿細管分泌されるので，この近似式は適合しません．なお，以下に示すmodified Cockcroft-Gault式では，sCrはJaffe法での測定値（本邦で普及する酵素法での測定値＋0.2 mg/dL）を用います．

男性：eCcr＝（140－年齢）×体重/（72×sCr）
女性：eCcr＝（140－年齢）×体重/（72×sCr）×0.85

 ここがピットフォール

　　言わずもがな，クレアチニンは筋肉量に影響されます．極端な肥満ややせ，四肢欠損，長期臥床に伴う廃用症候群，低栄養状態などでは，sCrおよびそれから推算されるeGFRやeCcrに慎重な解釈を要します．

4) 血清シスタチンCによるeGFRcys [mL/分/1.73 m^2]

　　eGFRcysは血清シスタチンC（cystatin C：Cys-C）より，以下のように求められます．

男性：eGFRcys＝（104×Cys-C$^{-1.019}$×0.996^{年齢}）－8
女性：eGFRcys＝（104×Cys-C$^{-1.019}$×0.996^{年齢}）×0.929－8

　　シスタチンCは糸球体濾過されるとほぼすべて尿細管再吸収され分解されるので，Cys-CはGFRに依存します．eGFRcysは日本人成人においてGFR 60〜70 mL/分/1.73 m^{2}の早期腎障害でも進行度を判断でき，また筋肉量の影響も受けません．一方でGFR高度低下例では，Cys-Cが頭打ちになるためGFRを反映しません．

 ここがピットフォール

　　GFR指標の単位に注意しましょう．（固定用量の）薬物投与では [mL/分] を，CKD重症度分類では体表面積補正した [mL/分/1.73 m^2] を用います．Du Bois式などで体表面積を計算すれば，おのおの置換できますね．

　　透析導入期のGFRは，正確な指標としてはmGFR，次いで（mCcr＋mCure）/2，mCcrなどの実測値を用いることが望ましいです．しかし，これらの情報を得るための測定は必ずしも実施できないので，まずeGFR＜15 mL/分/1.73 m²を確認したうえで，eGFRの経時変化，年齢，性別，体格，栄養状態などを併せて総合評価します．

> 🖝 **ここがポイント**
> ....
> 　　透析導入期のGFRの指標は実測値が望ましいが，実測値がなければeGFRの経時変化などから総合的に評価する！

2 腎不全症候を知る

　　腎臓の機能が失われるにつれ出現してくる**腎不全症候**は，GFR低下の程度とは必ずしも相関せず，その耐性に個人差がかなりあります．透析導入には，尿毒症や活動度，栄養状態までを含めた腎不全症候，というもう1つの軸も重要です．

1）尿毒症

　　ご存知のように，腎不全の進行に伴ってさまざまな全身症状が現れます（**表1**）．
　　1989年に透析導入した患者で導入時最も頻度が高かった尿毒症は消化器症状（30.8％）と心不全または肺水腫（21.1％）でした[4]．また，導入理由と2005年末までの生命予後との関連から，**意識障害，難治性浮腫（胸水，腹水，心外膜液貯留），心不全または肺水腫，末梢神経障害**が死亡リスクの高い導入理由として指摘されました[4]．これらは生命予後の観点から透析導入の際に注意すべきです．また，**視力障害**は生活の質だけでなく活動度とも関連するため，急速に進行するときには透析導入を検討するためのきっかけのひとつといえます．

表1 腎不全症候

体液貯留	浮腫，胸水，腹水，心外膜液貯留，肺水腫
体液異常	高度の低ナトリウム血症，高カリウム血症，低カルシウム血症，高リン血症，代謝性アシドーシス
消化器症状	食欲不振，悪心・嘔吐，下痢
循環器症状	心不全，不整脈
神経症状	中枢神経障害：意識障害，不随意運動，睡眠障害 末梢神経障害：かゆみ，しびれ
血液異常	高度の腎性貧血，出血傾向
視力障害	視力低下，網膜出血症状，網膜剥離症状

文献3より引用．
尿毒症のなかでも，体液貯留，循環器症状，神経症状，視力障害が特に重要．

表2	透析導入期に出現する日常生活の活動度低下
家庭生活	家事，食事，入浴，排泄，外出などの支障
社会生活	通勤・通学，通院の支障

文献3より引用.

2) 日常生活の活動度低下

　近年，脳血管疾患，心血管疾患，骨関節疾患など合併症の存在により，保存期から活動度が低下している患者が多いです．尿毒症の進行によって合併症が悪化し，**家庭生活，社会生活における活動度低下がみられる，あるいは予測される**場合は，透析導入を考慮する目安になります（表2）．

3) 栄養状態の悪化

　以前から海外の複数のガイドラインで栄養状態の悪化を認めた場合には透析導入を考慮することが勧められており，本邦でも2013年の「維持血液透析ガイドライン」で新たに追加されました[3]．ただし，具体的な栄養状態の指標について明確なものは示されていません．

 ここがピットフォール

　慢性腎不全は，活動度や栄養状態にまで，幅広く影響を及ぼします．

 ここがポイント

　体液貯留，循環器症状，神経症状，視力障害などの尿毒症から，日常生活の活動度や栄養状態まで，幅広くかつ患者ごとに腎不全症候をみる！

【コラム】透析導入の準備
・診療期間
　透析導入までの診療期間が1カ月以内であった患者に対し，6〜12カ月と24カ月以上であった患者は透析導入1年後の生存率に有意な改善がみられました[5]．透析導入前の**腎専門医療機関での診療は透析導入が必要となる6カ月以上前からが望ましく**，その間，腎不全症候が出ないよう管理します（今後は「透析導入が必要となる6カ月以上前」の時期をどう予測するかが課題です）．

・バスキュラーアクセス
　心機能や表在静脈の存在を考慮し，内シャント（arteriovenous fistula：AVF，図2），人工血管，動脈表在化，長期留置型カテーテルなどを選択します．
　バスキュラーアクセス作製から透析導入までの期間について，1カ月以内であった患者に対して1〜3カ月と3〜6カ月であった患者では，1年以内の死亡リスクが0.539，0.365と有意な改善がみられました[6]．また，2011年の「慢性血液透析用バスキュラーアクセスの作製および修復に関するガイドライン」は，AVFは初回穿刺すなわち透析導入より最低でも2

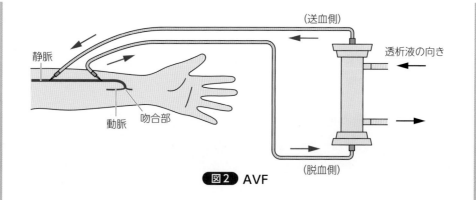

（送血側）
静脈
透析液の向き
動脈 吻合部
（脱血側）
図2 AVF

〜4週前に作製するよう推奨しています[7]．以上から，**透析導入の少なくとも1カ月以上前に**
バスキュラーアクセス作製を検討することが望ましいでしょう．

3 維持透析の導入のタイミング

いよいよ本題です．ズバリ結論をいうと，2013年の「維持血液透析ガイドライン」より，GFR＜15 mL/分/1.73 m²となり保存治療で対処できない腎不全症候があれば透析導入するというスタンスのもと，GFR＜8 mL/分/1.73 m²までは腎不全症候に保存治療で対処したうえで透析導入するのが望ましく，遅くともGFR＜2 mL/分/1.73 m²となる前に，また早くともGFR 8〜15 mL/分/1.73 m²のうちで腎不全症候に保存治療で対処できなければ，透析導入します．

1) 早期導入は必ずしもよいわけではない

尿毒症に曝露される期間が短ければ全身状態が低下せず，導入後の予後を改善するのではないかと考えられていた時期がありました．諸外国のガイドラインの変遷からもその影響が伺えます．

しかし，多くの観察研究で早期導入が必ずしも予後を改善しないことが示されてきました．それらを含むメタアナリシスも，導入時eGFRが1 mL/分/1.73 m²高くなるごとに全死亡が3.7％増加する[8]，「早期導入」は全死亡に対するオッズ比1.33である[9]，としています（ただし，生命予後を悪化させる合併症により早期導入せざるをえなかったのではという懸念や，腎不全において同じ時点で死亡していても早期に導入した場合は透析を行った期間が長く透析導入後の生存期間として長く見えてしまうlead time biasはぬぐえません）．さらに，オーストラリアとニュージーランドで行われた早期導入の有効性について検討する多施設共同ランダム化比較試験（IDEAL study）では，早期導入は生存率を改善しないと結論づけられています[10]（晩期導入群の75.9％が設定されていたeGFR 5〜7 mL/分/1.73 m²を待てなかったという問題点もありますが）．

早期導入がよくない理由として，維持透析は腎臓の機能を部分的にしか代替できず，導入後の残存腎機能（residual renal function：RRF）の保持という点でHDは（PDと比較

しても）不利ということや，腎不全症候に保存治療で対処し「腎臓を延命させる」腎専門医の役割が大きいことが想像できます．また，HDは心不全や動脈硬化，バスキュラーアクセス感染といった合併症がつきまとい，尿毒症を早々に対処するメリットが薄れるとも考えられます．

2）GFRの境界値

さて，前述のガイドラインは，わが国で行われた大規模観察研究の結果がもとになっています．2007年に透析導入された患者のうち，導入時sCrのデータが存在する9,695人を対象にeGFRと1年予後の関連を検討したところ，合併症スコアを含めた導入時の各種因子で調整しても，導入時eGFR 2〜8 mL/分/1.73 m^{2}の患者のなかでは予後に有意差はなく，導入時eGFR＜2または＞8 mL/分/1.73 m^{2}の患者では予後不良であることが明らかになりました（図3）[5]．

3）そのほかの腎代替療法の場合

HDと並んで，PDや腎移植も慢性腎不全に対する治療の選択肢でしたね．これらの導入も基本的な考え方は同じで，GFR＜15 mL/分/1.73 m^{2}が前提となりますが，PDは残存腎機能の保持という点からGFR＞6 mL/分/1.73 m^{2}程度が，先行的腎移植（preemptive renal transplantation：PEKT）は全身麻酔下の手術を安全に行えるGFRが要求されるため，導入時GFRの最頻値はPEKT＞PD＞HDの順になります（図4）．

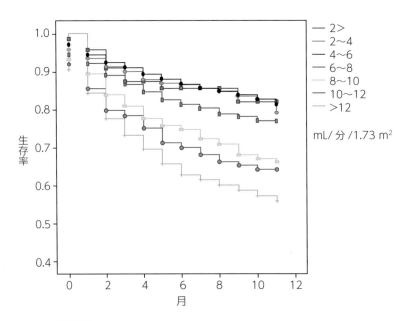

図3 層別化した導入時eGFRと生命予後
文献5より引用．
患者背景や合併症などを考慮せず，導入時eGFRで層別化した生存率を示したものである．

ここがポイント

GFR＜8 mL/分/1.73 m²までは腎不全症候に保存治療で対処したうえで，透析導入するのが望ましい．遅くともGFR＞2 mL/分/1.73 m²までに，早くとも腎不全症候に保存治療で対処できなければ，透析導入に踏み切る！

4 透析処方の実際

　せっかくなので，透析処方も少しのぞいてみましょうか．Kt/V（K：単位時間あたりの尿素クリアランス，t：時間，V：総体液量）で表される透析量という概念があり，これが1.4〜1.6以上になるように考えます．tとして回数や時間，Kとして透析膜の性能や膜面積，血液流量（quantity of blood：Qb），透析液流量（quantity of dialysis fluid：Qd），さらに除水量と抗凝固薬を決めます．

1）回数，時間

　週3回（月・水・金または火・木・土），1回4時間の実施が多いです．

2）透析膜

　膜素材は生体適合性のよいポリスルホンが多く，次いでポリエーテルスルホン，セルローストリアセテートが選ばれます．膜面積は1.4〜1.6 m²や2.0〜2.2 m²が多く選ばれていますが，各施設で採用されている透析膜によってさまざまです．

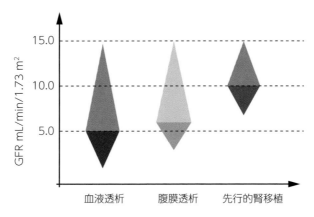

図4 腎代替療法開始時期のイメージ
文献3より引用．
各腎代替療法における導入時のGFRと，そのGFRで導入される患者数を模式的に示す．

3) Qb，Qd

Qbが200〜250 mL/分まではQbに比例して透析量が上昇し，それ以上では頭打ちになるので，Qbは200 mL/分程度が一般的です．また，効果的なQbとQdの比率は1：2程度とされ，一般的にはQdは500 mL/分で固定します．

4) 除水量

ドライウェイトを目標に，体重の6％以下，速度が15 mL/kg/時以下となるよう除水量を決めます．設定値は，輸液負荷になってしまう回路充填液を考慮して正味の除水量＋0.2 kgとします．

5) 抗凝固薬

回路や透析膜のフィブリン形成抑制のために投与するもので，未分画ヘパリン（一般的なヘパリン），低分子ヘパリン，ナファモスタットメシル酸塩，アルガトロバンの4つがあります．最もよく使用される未分画ヘパリンは，開始時1,000〜2,000単位を静注，その後500〜1,500単位/時（約10単位/kg/時）で持続点滴します．

さらに，患者側の因子として体格，食事量，残存腎機能，合併症などを考慮します．例えば，食事量が多ければ，膜面積を大きく血流量を少なくしたり，心機能が悪ければ血流量を少なく除水速度を下げて時間を長くしたりします．なお，体が透析に慣れておらず不均衡症候群などを起こしてしまう導入初期には，あえて透析量を小さくします．例えば，初回は3時間，膜面積1.0 m²，Qb 100 mL/分などとします．

 ここがポイント

導入初期には，時間を短く，膜面積を小さく，Qbを小さくする！

【コラム】PD

・PDの原理

PDでは，主に壁側腹膜内の毛細血管内皮層が半透膜として機能します．カテーテルから腹腔に注入された透析液と腹膜血流（全体で50〜100 mL/分程度）との間で，拡散，限外濾過，リンパ管再吸収により溶質と水の移動が起こります（図5）．限外濾過は，PD液に添加されるブドウ糖やイコデキストリンにより生じる浸透圧較差に伴う除水で，ブドウ糖ではPD液貯留直後が最も強く，時間経過とともにブドウ糖濃度が低下し弱まります．リンパ管再吸収は，溶質と水の除去に反する作用です．

・PDの手術

開腹手術で，カテーテルの先端をダグラス窩へおき，皮下トンネルを通して出口部を作成します．出口部は日常生活に支障がないよう，下腹部を中心に上腹部や前胸部や背部を選びます．カテーテル埋没とカテーテル取出しを二期的に行う術式もあります．

・PDの実際

　PDは，透析量としてK（単位時間あたりの尿素クリアランス）が低いので，持続的に行われます．日中2〜3回と夜間1回のPD液交換を行う連続携行式腹膜透析（continuous ambulatory peritoneal dialysis：CAPD，図6），夜間に自動腹膜灌流装置を用いてPD液交換を行い日中の交換を減らす，自動腹膜透析（automated peritoneal dialysis：APD）があります．

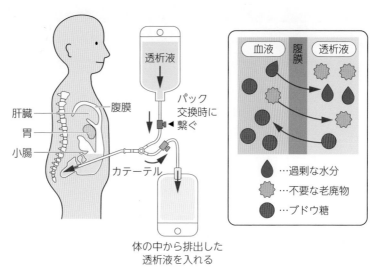

図5 PDの模式図

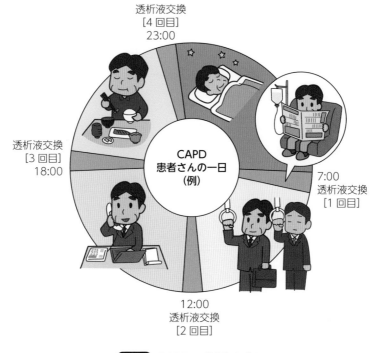

図6 CAPDの生活リズム

・PDとHDの比較

　残存腎機能が保持されている時期は少ない透析量でも良好な状態が保てるため，**昨今は最初の導入をPDで行い（PDファースト），残存腎機能の低下した時期に徐々にHDに移行していく段階的治療**が増えつつあります（表3）．

表3　PDとHDの比較

	PD	HD
透析時間	24時間，交換は4回／日	3〜5時間／日
通院日	1〜2回／月	2〜3回／週
透析場所	自宅，会社，出張先	病院，クリニック，自宅
小分子除去効率	不良	良好
中・大分子除去効率	不良	良好（透析膜による）
心血管系への影響	**少ない**	大きい
血糖上昇	あり（イコデキストリンはない）	なし
脂質異常症	あり（イコデキストリンはない）	なし
特有の合併症	出口部感染 腹膜機能劣化 被嚢性腹膜硬化症など	不均衡症候群 バスキュラーアクセス感染 透析アミロイドーシスなど
社会復帰	**良好**	不良
満足度	**高い**	低い
長期継続	困難（腹膜機能劣化のため）	可能
入浴制限	あり	透析日以外はなし
食事制限	軽度	塩分，水分，カリウム
残存腎機能	**良好**	不良

文献11より引用．
PDは，心血管系の合併症が少ない，残存腎機能の低下が少ないなどの利点がある．

■ おわりに

　維持透析の導入についてお話ししてきましたが，これらはあくまで慢性腎不全に対するものであることを改めて強調しておきます．例えば，ここに登場したGFRの指標は急性腎障害（acute kidney injury：AKI）で変動するようなGFRを表すことはできませんし，維持透析でないHDなら離脱を考えるのが通常です．最後に，AKIから一時HD依存となるも離脱に至った症例を提示して，締めくくりにします．

症 例

　81歳男性，8年前は腎機能正常，以後は健診・病院受診歴なし．結石性胆管炎による敗血症性ショックで集中治療室に入院となり，sCr 6.1 mg/dL，無尿，CTで腎萎縮はなくAKI合併と考えられた．入院2日目に無尿からうっ血性心不全をきたし持続的腎代替療法を開始，8日目に全身状態改善に伴い間欠的HDに移行した．その後も無尿であったが16日目から徐々に自尿がみられ，間欠的HDを続けたところ，30日目に離脱できた．37日目にsCr 4.1 mg/dL，eGFR 12 mL/分/1.73 m²で退院，退院14日目の外来ではsCr 1.9 mg/dL，eGFR 27 mL/分/1.73 m²を示し，今後も緩徐ながら改善が期待された．

　　　腎臓と血液浄化療法って，奥が深いですね．

■ 文 献

1）堀尾 勝, 他：糸球体ろ過量が20 mL/min/1.73 m²以下の症例における血清Cr, Ccr, 推算GFRと実測GFRの関係. 透析会誌, 44：55-58, 2011

2）Bauer JH, et al：Renal function studies in man with advanced renal insufficiency. Am J Kidney Dis, 2：30-35, 1982

3）日本透析医学会：維持血液透析ガイドライン：血液透析導入. 透析会誌, 46：1107-1155, 2013

4）中井 滋, 他：わが国の慢性透析療法の現況（2006年12月31日現在）. 透析会誌, 41：1-28, 2008

5）Yamagata K, et al：Ideal timing and predialysis nephrology care duration for dialysis initiation：from analysis of Japanese dialysis initiation survey. Ther Apher Dial, 16：54-62, 2012

6）中井 滋, 他：わが国の慢性透析療法の現況（2007年12月31日現在）. 透析会誌, 42：1-45, 2009

7）日本透析医学会：慢性血液透析用バスキュラーアクセスの作製および修復に関するガイドライン. 透析会誌, 44：855-937, 2011

8）Susantitaphong P, et al：GFR at initiation of dialysis and mortality in CKD：a meta-analysis. Am J Kidney Dis, 59：829-840, 2012

9）Pan Y, et al：Association of early versus late initiation of dialysis with mortality：systematic review and meta-analysis. Nephron Clin Pract, 120：c121-c131, 2012

10）Cooper BA, et al：A randomized, controlled trial of early versus late initiation of dialysis. N Engl J Med, 363：609-619, 2010

11）「腹膜透析診療指針」（岡田一義, 他／編著）, 東京医学社, 2019

12）渡邊有三：導入ガイドラインの基本的考え方. 腎と透析, 76：661-664, 2014

13）斎藤知栄, 他：透析導入期における腎機能の評価と導入の準備. 腎と透析, 76：665-669, 2014

14）花房則男：透析導入のタイミングと導入後の注意点. 腎と透析, 76：670-675, 2014

15）新田孝作, 他：わが国の慢性透析療法の現況（2017年12月31日現在）. 透析会誌, 51：699-766, 2018

■ 参考文献・もっと学びたい人のために

1）「血液浄化療法に強くなる」（柴垣有吾, 他／編）, 羊土社, 2013

2）「腎臓内科レジデントマニュアル 改訂第8版」（今井圓裕, 他／編著）, 診断と治療社, 2019

Profile

島田　敦（Atsushi Shimada）

日立総合病院 救命救急センター
学生時代は同級の友人とルームシェアをしていましたが，友人が散らかしたゴミを捨てたり，脱ぎ捨てた服を洗濯したり，焦げつかせたフライパンを磨いたりする日々でした（今となってはよい思い出です）．きっと，ヒトの体をきれいに保ち続ける腎臓に共感を抱いたのでしょう．そして，腎臓という臓器の精密な構造・機能に惹かれたのでしょう．腎臓をもっと知りたい，ちゃんと守りたい，なかでも急性腎障害を何とかできないかという想いから，集中治療の世界に足を踏み入れました．そしていま血液浄化療法にはまっています．半透膜や回路，透析液や置換液をさまざま組合わせることで，血液中に含有される水や電解質，クレアチニン，薬物，蛋白質，果ては血球まで大小・形態数多な物質群から狙った物質層を除去する治療法と言えば，なんだかスゴイと思えてきませんか？ そんな「浄化」の醍醐味を直接的に味わえる，中毒に対する急性血液浄化療法が好きです．

血液浄化による物質除去の考え方

中村謙介

①血液浄化による物質除去が可能かどうかは，❶分子量 ❷PBR ❸Vd ❹内因性クリアランスとの差が規定する

②①の条件に合わせて血漿交換まで含めてモダリティと設定を検討する

③効率を考えてIHDかCHDFかを選ぶならなるべくIHDにする

はじめに

　血液浄化療法の原理やしくみを解説するなかで，透析液の組成を絶妙に調整することで透析濾過により腎代替療法が実施できるということは理解できたと思います．血液浄化療法は血液をきれいにする治療のことですから，「血液中の特定の物質を除去できるかどうか」を考えるのがさらなるテーマとなります．

　症例1：バンコマイシンを投与していたら腎障害が出てきたので，バンコマイシンを除きたい！？

　症例2：重症横紋筋融解症でミオグロビン10万ng/mL＋尿が真っ赤だったので，ミオグロビンを除きたい！？

　症例3：ジギタリスの効果が強くてトルサデポワンが出てきたので，ジギタリスを除きたい！？

　救急名物の薬物中毒での除去が代表的ですが，上記のように日常診療でも物質除去を考えたい場面はたくさんあります．除去が可能かより，有効か否かといった方が適切で，血中にある物質だからといって血液浄化療法が有効とは限らず，ましてやIHD（intermittent hemodialysis：間欠透析）やCHDF（continuous hemodialysis and filtration：持続血液濾過透析）で除去できるものはさらに限られるということです．また血漿交換や血液吸着

（後述する活性炭吸着という荒技があります）なども物質除去の選択肢となり，なかでも単純血漿交換は究極の血液浄化になるのですが，それでも除去が有効でない物質があるのです．では血液浄化によって物質除去が可能かをどのように考えればよいか勉強しましょう．

1 物質除去が可能かを規定する因子

結論からいうと，物質除去に血液浄化療法が有効か否かは 1）分子量，2）蛋白結合率，3）分布容積，4）内因性クリアランスとの差によって決まります（表1）．これらがすべてマッチしたときのみ血液浄化療法は有効ということです．それぞれが血液浄化にとって重要な因子になるので詳しくみていきましょう．

1）分子量

これはすでに「血液浄化療法の原理と回路の成り立ち」（pp.3207〜3217）で解説した通りです．拡散および濾過の原理で除去できる分子量と効率の関係は図1のようになるのでした．つまり**分子量100 Da台までの低分子量のものは透析で高効率に除去可能**で，**10,000 Da台までの中分子量のものは濾過で除去できます**．よって除去したい物質の分子量がいくらかで血液浄化のモダリティ選択を含めた戦略を変えます．IHDやCHDFを行うにしても透析メインか濾過メインかを決めます．それ以上の分子量のものは透析濾過では除去できないので，どうしても除きたい場合は**血漿交換や血液吸着**を選びます．

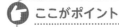 **ここがポイント**

低分子量（＜100 Da台）は透析，中分子量（1,000〜10,000 Da台）は濾過で除去可能．

2）蛋白結合率

薬物が血漿中でタンパク質（主にアルブミン）と結合している割合を蛋白結合率（protein binding ratio：PBR）といいます．アルブミンは陰イオンとして体液中に存在していて，豊富な陰性荷電をもつにもかかわらず，種々の陽イオンはもちろん陰イオンとも可逆的に

表1 血液浄化の有効性を規定する因子

① 分子量	分子量100 Da台までは透析が，1,000〜10,000 Da台では濾過が有効，それ以上は血漿交換などによる血液浄化が必要
② 蛋白結合率 （protein binding ratio：PBR）	主にアルブミンに結合している割合で，PBR＞90 ％は透析濾過が無効
③ 分布容積 （volume of distribution：Vd）	血中外への分布を体積で表現したもので，Vd＞1.0 L/kgでは血液浄化が無効とされる
④ 内因性クリアランスとの差	全身でのクリアランスが大きい物質は血液浄化の有効性が低い

結合するため，物質の運搬にも一役買っています．しかし，タンパク質には結合しやすい物質としにくい物質があります（図2A）．

　PBRが100％であればすべてタンパク質に結合しており，PBRが低いほど遊離していることになります．透析濾過を考えた場合，**アルブミンなどのタンパク質は膜を通過せず除去されないため，PBRが高いと透析濾過では目的の物質が除去できません．**一方，PBRが低く遊離している物質の方がより透析されます．一般にPBR＞90％の場合は透析や濾過で除去できないとされています[1]．例えば

> ラシックスは分子量331 Da，分布容積0.2 L/kgだがPBR 95％
> →透析による除去は無効

のように考えることになります．他方，**血漿交換であればアルブミンごと入れ替えるのでPBRを無視して，物質除去は有効**となります．

　ここで，**PBRは病態に応じて変化する**（添付文書通りの値にならない）ことに注意が必要です．例えば，

① **低タンパク血症**（特に低アルブミン血症）では基本的に**PBRは低下します**（図2B）．結合するアルブミンがなければ遊離が増えるというわけです．

② 肝不全，腎不全などの代謝障害がある場合，尿毒症物質などの競合阻害により**PBRが低下することがあります**（図2C，表2）．代謝障害では基本的にPBRは低下しますが，物質によってはPBRが上がる場合もあるので，表2のように調べることが必要です．

③ 中毒量つまり除去目的の**物質の血中濃度が圧倒的に多い**場合，アルブミンが飽和して**PBRが下がることがあります**（図2D）．有名な例としてアスピリン中毒があげられます．アスピリンのPBRは治療域では90％以上ですが，過剰摂取では50〜75％まで低下するといわれ，血液浄化が有効となります．

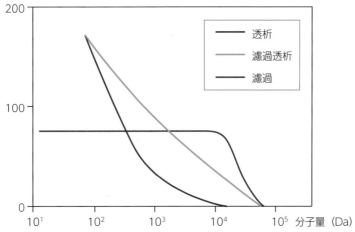

クリアランス（mL/分）

凡例：透析／濾過透析／濾過

図1 一般的な設定における透析／濾過と分子量ごとの除去効率

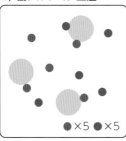

A) 健常時	B) 低アルブミン血症	C) 肝不全 / 腎不全	D) 中毒量が多いとき
●×5 ●×5	●×5 ●×5	●×5 ●×5	●×10 ●×5

図2 PBRと病態の関係

●：アルブミン，●：PBRが低い物質，●：PBRが高い物質，●：尿毒性物質など.
A) ● PBR 5/5 = 100 %，● PBR 1/5 = 20 %.
B) ● PBR 3/5 = 60 %，● PBR 1/5 = 20 %.
C) ● PBR 3/5 = 60 %，● PBR 0/5 = 0 %.
D) ● PBR 6/10 = 60 %，● PBR 0/5 = 0 %.

表2 腎不全患者における蛋白結合率の変化

酸性薬物名	代表商品名	変化	塩基性薬物	代表商品名	変化
インドメタシン	インテバン®	—	エリスロマイシン	エリスロシン®	—
セファゾリン	セファメジン®	↓	カルバマゼピン	テグレトール®	—
セフトリアキソン	ロセフィン®	↓↓	ジアゼパム	セルシン®	↓
ナプロキセン	ナイキサン®	↓↓↓	ジソピラミド	リスモダン®	↑
バルプロ酸	デパケン®	↓↓	タムスロシン	ハルナール®	↑
フェニトイン	アレビアチン®	↓	ニフェジピン	アダラート®	↓
フロセミド	ラシックス®	↓	ピルメノール	ピメノール®	↑
メトトレキサート	メソトレキセート®	↓	ベラパミル	ワソラン®	—
ワルファリン	ワーファリン	↓↓	リドカイン	キシロカイン®	↑

↑：結合率上昇，—：結合率不変，↓：結合率低下.
↓↓：遊離型分率が100 %以上上昇，↓↓↓：遊離型分率が200 %以上上昇.
文献2より引用.

 ここがポイント

PBR ＞ 90 %は透析濾過が無効！ ただしPBRは病態により変化するので都度考える.

3) 分布容積

分布容積（volume of distribution：Vd）は体内総薬物量を血中濃度でわったもので，血中への薬物の残りにくさ，すなわち全身組織移行のしやすさを表すものになります.

分布容積Vd（L/kg）＝体内総薬物量（g/kg）／血中濃度（g/L）

表3 Vdと全身への分布

Vd ＼ 水分割合	血管内 1	間質 3	細胞内 8	それ以外の組織 8
0.05 L/kg	▨			
0.2 L/kg	▨▨▨			
0.6 L/kg	▨▨▨▨▨▨▨			
10.0 L/kg			▨▨▨▨▨▨▨▨▨▨	

　脂溶性／水溶性という情報は透析効率に大きく関わりますが，脂溶性ほど組織移行しやすいのでVdは大きくなります．

　Vdが大きい方が血中以外に薬物が分布しているということなので，血液浄化療法の有効性が低くなります（血液をきれいにするのが血液浄化療法であり，血管外に出てしまえばきれいにすることができません）．一般に透析で効率よく除去できるVdは1.0 L/kg未満といわれ，2.0 L/kg以上で絶望的とされます．

　この1.0 L/kgという値はどのような意味をもつのでしょうか．表3はVd各値とそのときの全身への分布のイメージを示します．血管内：間質：細胞内：それ以外の組織の体積比が，1：3：8：8（合計すると20になります）だと仮定すると，血管内に100％留まる物質（理論上のアルブミンなど）は分布容積が1/20＝0.05 L/kgになります．もし細胞外液（血管内1＋間質3＝4）に自由に分布する物質（例えばNaなどの電解質）であれば4/20＝0.2 L/kg，細胞内まで（1＋3＋8＝12）自由分布する物質（例えばBUNなど）であれば12/20＝0.6 L/kgとなり，それよりVdが大きい物質は血管内よりも細胞内あるいはそれ以外の組織（サードスペースとよばれる領域で，例えば骨などのように簡単には手出しできないところになります）に優先的に分布するものになります．これより，Vd＞1.0 L/kgが血液浄化で致命的というのが理解できると思います．例としてジゴキシンはVdが大きい（8.0 L/kg）ため，透析中に蓄積しやすいことで有名です．

　Vdも病態によって多少の変化があります．慢性中毒などではゆっくり組織移行するため，一般的にいわれているVdよりも大きく組織分布していることがあります．またリチウム中毒などでは，図3のような血液浄化によるリバウンド現象が起きる理由の1つとなります．

 ここがポイント
....
Vd＞1.0 L/kgは血液浄化が無効！

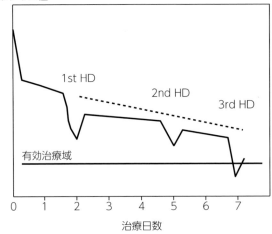

血清リチウム値

有効治療域

治療日数

図3 リチウム中毒でのリバウンド現象

4) 内因性クリアランスとの差

　「急性血液浄化療法の適応と導入のタイミング」（pp.3227〜3233）でも出てきた内因性クリアランスが，物質除去の最後のキーワードとなります．内因性クリアランスとは全身での代謝を加味したクリアランスのことです．例えばクレアチニンクリアランスというと腎臓でのクリアランスを考えますが，物質によっては肝臓や筋肉など腎以外の臓器でも代謝を受け，全身で代謝されるようなものがたくさんあります．一般に内因性クリアランスの高い物質は急速に代謝されるので，半減期が短いということもできます．

　血液浄化療法にもその物質に対するクリアランスがありますが，**内因性クリアランスを大きく上回るクリアランスを稼げなければ血液浄化は有効でない**といえます．例えばアセトアミノフェンは分子量151 Da，PBR 20％以下，Vd 1.0 L/kg前後で一見透析が有効そうですが，IHDでのクリアランスが100 mL/分程度なのに対し内因性クリアランスは400 mL/分程度とされています．このように全身での代謝効率が高い物質に対して，付け焼き刃程度のクリアランスを血液浄化で稼いでも有効性は低い（放っておいても体で代謝してくれる）といえます．すなわち，除去を目的とした血液浄化を行う場合，内因性クリアランスを大きく上回る血液浄化クリアランスが必要なので**除去効率がきわめて重要**になり，その最大化をめざす必要があります．

 ここがポイント
    血液浄化クリアランスが内因性クリアランスを大きく上回るときのみ血液浄化療法は有効.

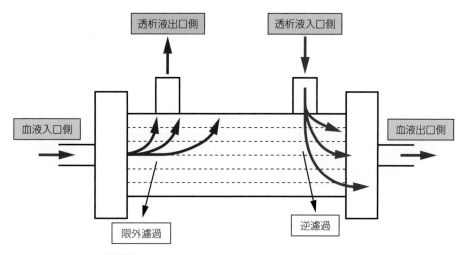

透析液出口側　　　透析液入口側

血液入口側　　　　　　　　　　　　　血液出口側

限外濾過　　　　　　逆濾過

図4 IHD回路内での限外濾過（back filtration）

2 モダリティ選択と設定

　　透析デバイスにはIHDとCHDFがあるのでいずれを選択するかを決めないといけません．中毒や代謝障害に対する血液浄化療法には2つの目的があります．

　① 腎代替（renal indication）
　② 原因物質の除去

　腎代替の目的ではIHDでもCHDFでもよく，循環動態で選べばOKです．他方，物質除去を目的とする場合は**1** 4)のようにクリアランスが求められるので，**導入するなら血行動態が許す範囲でIHDにすべき**といえます．**IHDはCHDFに比べ，透析流量（quantity of dialysate flow rate：Qd）が圧倒的に多いので低分子量の物質（分子量3桁台）に対して効率が段違いによい**のです．

【コラム】SLEDとは
SLED (sustained low efficiency dialysis) は，間欠透析装置を用いてQb 100〜200 mL/分，Qd 200〜300 mL/分の低効率透析を8〜12時間行う方法です[3]．CHDFよりも除去効率がよくIHDよりも長く施行できる（でも日中で終了できる！）ので，中毒などでより多く物質除去したい場合などには有効な選択肢となります．

　難しいのは中分子量物質（分子量＞1,000 Da）の除去です．これらは濾過でないと除去できないのですが，通常のCHDF設定では効率が悪いので，短時間で膜がつまるのを覚悟してQf 6 L/時などとするhigh-volume CHFを行うなどの設定の工夫が必要になります．また昨今の透析膜はhigh-flux膜という透析・濾過性能の高い膜が開発・使用されており[4]，IHDでも分子量1,000 Da程度の除去は可能になっています．さらに図4のように

IHD回路内でも部分的に限外濾過が起こっている（back filtration）ので，IHDが無効でない場合があります．しばしば問題になるのは分子量が1,486 Daと非常に微妙な大きさのバンコマイシンの除去をIHDとCHDFのどちらでするかです．設定にもよるので正解はないのですが，最近のhigh-flux膜を使用すればIHDでも除去は可能なようです．

 ここがポイント

除去を目的とした血液浄化を行うなら血行動態が許す範囲でIHDとすべき．

また血液浄化療法の究極的な手法には血漿交換（plasma exchange：PE）があります．PEはアルブミンごとごっそり血漿を入れ替えることで分子量やPBRを無視して除去できるので，これらだけが問題になる場合にはPEが除去の選択肢となります．しかしVdやクリアランスの問題は残るので注意が必要です．また，コストや輸血の問題もあるのでそうそう行える治療ではありません．

さらに，物質除去を主眼においた血液浄化には**活性炭カラムを用いた血液吸着**があります（図5）．活性炭は何でも吸着する？（匂い消しなどにも使われていますね）というものなので，クリアランスの問題は残りますがかなり大きな分子量のものまで除去でき，PBRやいくらかのVdもクリアされるため一部の中毒で適応があります．よくわからない中毒に遭遇したら中毒のマニュアルで調べ，活性炭吸着も選択肢に入れて血液浄化を考える必要があります．

 ここがポイント

中毒に対する血液浄化では血漿交換や活性炭カラム血液吸着も考慮できる．

3 血液浄化で物質除去が可能か実際に考えてみよう！

ここまでで勉強した知識を生かして，表4の物質はIHDでの除去が可能か？を考えてみましょう．このような情報は添付文書などに記載されていたり，調べることができます[5]．

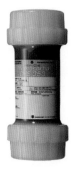

図5 活性炭吸着カラム
HEMOSORBA（ヘモソーバCHS吸着型血液浄化器）

4 中毒時の血液浄化療法導入の考え方

　以上，血液浄化による物質除去の考え方を勉強してきました．実際の中毒の際には **1** の条件のほかに，**致命的な血中濃度の状態が血液浄化で回避できるかどうか**というのも考慮して導入を決めます．日本中毒学会では血液浄化療法適応基準が立案されており，基本的には本稿で解説した物質除去の条件に加えて，症状が致命的で特異的治療が存在しない中毒で血液浄化を考えることになります[6]．とはいえ物質除去の条件はかなり厳しいため，血液浄化が有効な中毒というのはかなり限られていて，表5のようにまとめることができます[7]．

表4　IHDでの物質除去が有効か？

	分子量（Da）	Vd（L/kg）	PBR（%）	内因性クリアランス
1. リチウム	7	0.8	0	20
2. エタノール	46	0.6	0	170～320
3. パラコート	186	2.8	50	28
4. アスピリン	180	0.2	94	45
5. リドカイン	234	1.2	66	606

A
1. 有効
2. 有効（1，2は透析にうってつけの適応で有名な2つの中毒です）
3. 無効（活性炭吸着が適応です）
4. 有効（中毒時はPBRが飽和して下がります）
5. 無効（内因性クリアランスが大きい物質の1つです）

表5　血液浄化が有効な中毒

① リチウム	分子量，Vdともに非常に小さいため，最もHDの有効な薬物の1つ．意識障害，痙攣が起こる．透析6～8時間後のリバウンドに注意
② バルビツレート	半減期が長く，昏睡・呼吸抑制が遷延する．HDが有効
③ サリチル酸塩	昏睡，呼吸不全に加えて代謝性アシドーシス，腎不全を起こす．HDが有効
④ テオフィリン	不整脈，痙攣，ショック，代謝性アシドーシスを起こす．DHPが有効
⑤ アルコール類	エチレングリコール，エタノール，メタノール，イソプロパノールなど，多彩な症状をとるが，腎不全，代謝性アシドーシスもきたす．HDが有効
⑥ バルプロ酸	代謝性アシドーシス，高アンモニア血症となる．HDが有効
⑦ カルバマゼピン	DHP有効であるが，HDでも有効だったとする報告もある
⑧ キノコ毒	アマニタトキシンは肝不全となる．できるかぎり早期のDHPが有効
⑨ パラコート	不可逆性の肺線維症となる．できるかぎり早期のDHPが有効

HD（hemodialysis：透析），DHP（direct hemoperfusion：血液吸着）．

■ 文 献

1）平田純生, 他：血液透析による薬物除去率に影響する要因. 透析会誌, 37：1893-1900, 2004
2）「透析患者への投薬ガイドブック 改定2版」（平田純生, 他／編）, じほう, 2009
3）Berbece AN & Richardson RM：Sustained low-efficiency dialysis in the ICU：cost, anticoagulation, and solute removal. Kidney Int, 70：963-968, 2006
4）川西秀樹, 他：血液浄化器（中空糸型）の機能分類2013. 透析会誌, 46：501-506, 2013
5）日本中毒情報センター 中毒110番・電話サービス：
https://www.j-poison-ic.jp/110serviece/
6）日本中毒学会学術委員会：急性中毒の標準治療 血液浄化法. 中毒研究, 17：159-162, 2004
7）中村謙介, 他：代謝障害, 薬物中毒など.「CRRTポケットマニュアル第2版」（野入英世, 他／編）, pp194-200, 医歯薬出版, 2015

Profile

▌中村謙介（Kensuke Nakamura）
....
日立総合病院 救急集中治療科
救急, 集中治療, 総合内科, 栄養, 運動, 筋肉
さて透析はアミノ酸も抜けるので大きな問題となります（protein energy wastingという）. CKDではタンパク制限ですが急性腎障害ではタンパク質は十分にあった方がよいといわれ, 急性血液浄化療法中は（筋肉にとっても）十分なタンパク質投与を心がけましょう.

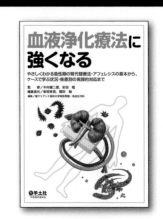

血液浄化療法の実際の管理のしかた

奈良場 啓

① ブラッドアクセスカテーテルは，右内頸静脈からの挿入が望ましい

② 抗凝固療法では，各ポイントでの濃度をモニタリングする

③ 浄化量の設定は，それぞれの流量のバランスを意識するのがコツ

④ 回路の管理は，患者因子と回路因子を確認しながら調整を続ける

⑤ HD や CHDF の合併症には，血圧低下，出血，低体温，感染症，電解質異常などがあげられる

⑥ 離脱は原因疾患の改善，尿量の確保，循環動態の安定，腎機能障害の進行がない場合に行う

はじめに

　　HD（hemodialysis：透析）やCHDF（continuous hemodialysis and filtration：持続血液濾過透析）にフォーカスした場合，急性血液浄化療法において考えるべきポイントを時系列に沿ってあげると，以下のように整理できると思います．

　　1.　患者は急性血液浄化療法が必要か？

　　2.　いつ必要か？（今か？ 待てるのか？）

　　3.　どんな血液浄化が必要か？（HD/CHDF，血漿交換，血液吸着など）

　　4.　HD なのか CHDF なのか？

　　5.　どんな膜を選択するのか？

　　6.　カテーテルはどこから挿入するか？

　　7.　抗凝固療法の設定はどうするか？

　　8.　浄化量の設定はどうするか？

9. 管理する際の指標は何か？
10. 合併症は何か？
11. 離脱の指標は何か？
12. トラブルシューティングはできるか？

本稿では，6〜11を解説します．

1 カテーテルはどこから挿入するか？

　まず，患者の体から脱血するためにブラッドアクセスカテーテルを挿入する必要があります．手技の流れは中心静脈カテーテル（CV）挿入とほとんど変わりませんが，カテーテルが太くて硬いため（**十分な脱血，内腔の開存性を確保するため**），より合併症（内頸動脈損傷，気胸など）に注意して挿入します．

　ルーメンの数（脱送血を含むため2〜4）と長さ（15 cm/24〜25 cm）を選び使用します．メーカーごとにブラッドアクセスの形状はさまざまですが，基本的な原理は同じです．

1）挿入部位や留置方法

　基本的にはCVと同じですが，＋αの要素として「**脱血しやすいかどうか**」を考える必要があります．左内頸静脈からだとカテーテルが屈曲しやすいため，以下のポイントを踏まえて実施します（**図1**）．

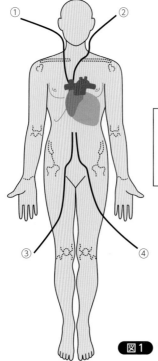

エコーを用いて合併症を防ぐよう努力する
右内頸静脈（①）：内頸静脈から挿入する場合は優先する
左内頸静脈（②）：カテーテル屈曲し脱血困難となることあり
大腿静脈（③，④）：深く（24〜25 cm）留置する
感染のリスクや離床の側面から内頸の方が大腿よりも望ましい

図1 ブラッドアクセスカテーテルの挿入部位

・内頸静脈から挿入するのであれば右からを優先する
・大腿静脈から挿入するのであれば長いカテーテル（24〜25 cm）を用いる

2）合併症

　動脈穿刺，気胸，血胸，空気塞栓，不整脈，心タンポナーデ，後腹膜血腫などがあげられます．エコーを用いて慎重に穿刺しましょう．少しでも**違和感を感じたら立ち止まる癖**をつけてください．

> **ここがポイント**
> ・ブラッドアクセスカテーテルは「脱血」が命！
> ・合併症を起こさないようにエコーを用いて慎重に穿刺
> ・挿入部位は右内頸静脈が望ましい

2 浄化量の設定の前に…

　管理のしかたを説明するにあたり，どうしても覚えなければならない名称（ポンプ，圧，チャンバー）がいくつかありますので，**図2**を参照してください．

　本稿ではCHDF機器のKM-9000（川澄化学工業株式会社）とACH-Σ（旭化成株式会社）をベースに概説したいと思います（**図3，4**）．

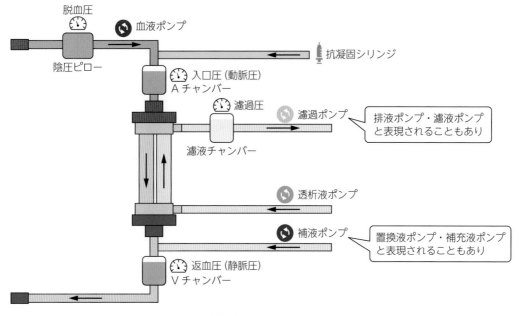

図2 CHDF回路

1) 設定する項目を知る

　　実際にCHDFを行う判断をした場合，回路の準備もさることながら，どの程度の浄化量に設定するか決めなければなりません．Qb（血液流量），Qd（透析流量），Qf（濾過流量），除水量などの詳細は「血液浄化療法の設定方法とその考え方」（pp.3218〜3226）を参照してください．本稿ではシリンジポンプを用いて行う抗凝固療法について解説します．

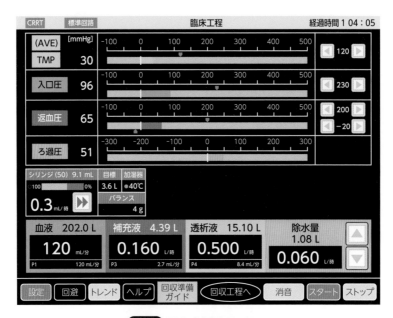

図3 KM-9000モニター

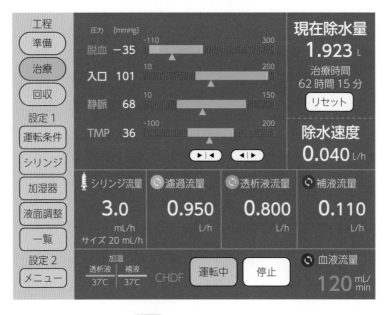

図4 ACH-Σモニター

2）抗凝固療法の設定はどうするか？

　　HD/CHDFは回路や透析膜で血液が凝固しないための管理が必要となります．血液が凝固すると出血のリスクを上げることにもなるので，適切なモニタリングが必要です．本邦においては，HDでは未分画ヘパリン（unfractionated heparin：UFH）を，CHDFではナファモスタットメシル酸塩を選択する場合が多いです．活動性出血や出血リスクの高い患者では抗凝固薬を使用しない場合もあります．状況に応じて膜選択や浄化量調整を行います．

　　本稿では実際によく使用するUFHとナファモスタットについて説明します（表1）．抗凝固の意義は「回路を固まらせない」，「患者に不要な抗凝固をかけない」の2点ですので，透析膜下流の❸の濃度が，❷＞❸＞❶≒❹となっていることが重要です（図5）．ICUでは動脈圧モニタリングされている患者も多く，抗凝固モニタリングもAラインからの採血（❹）で行うことがあるとは思いますが，低く見積もられたり，また圧バッグ内のヘパリンにより高く測定されたりするため，抗凝固のモニタリングとしては❸が推奨されます．

　　「回路を固まらせない」ためには❸で十分に抗凝固が行われていることが重要であり，「患者に不要な抗凝固をかけない」ように❶や❹で上限を設けてモニタリングします（図5）．

> **ここがポイント**
> ・「回路寿命」と「出血リスク」を考えて抗凝固療法を！
> ・HDはヘパリンでCHDFはナファモスタットを使う！
> ・モニタリングはどこの採血で行っているか？ を考える！

表1 抗凝固薬の特徴

抗凝固薬	分子量（Da）	半減期（分）	作用機序	モニタリング	コスト	そのほかの特徴
未分画ヘパリン	5,000〜30,000	60〜90	・抗トロンビン作用＞抗Xa作用	APTT，ACT	安	・安価 ・IHDでは最も使用されている
低分子ヘパリン	3,000〜6,000	120〜180	・抗トロンビン作用＜抗Xa作用	抗Xa作用	中	・UFHより出血合併症が少ない ・モニタリングしにくい
ナファモスタットメシル酸塩	540	8	・複数の凝固因子抑制 ・血小板凝集抑制	APTT，ACT	高	・調節性がよいが高額 ・本邦のCRRTでは多用
アルガトロバン	527	30〜50	・抗トロンビン作用	APTT，ACT	高	・HITに有効
クエン酸ナトリウム	294	—	・Caキレート作用	APTT	安	・本邦では使いにくい ・海外では最も使用されている

未分画ヘパリン（unfractionated heparin：UFH），低分子ヘパリン（low molecular weight heparin：LMWH），
ナファモスタットメシル酸塩（nafamostat mesilate：NM）

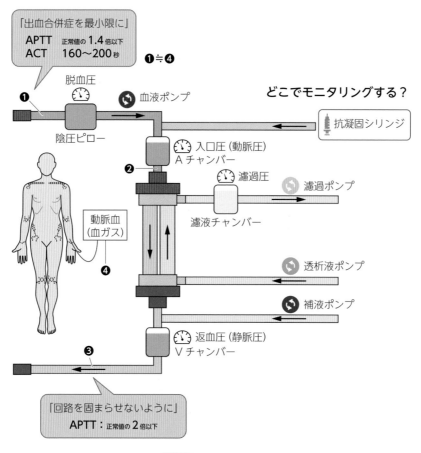

図5 抗凝固療法

3 浄化量の設定はどうするか?

　CHDFの役割は① 除水，② 小分子除去，③ 中分子除去に分類できます．はじめて透析回路の前に立ったときは，どの項目から設定すればよいの？と困惑してしまうでしょう．

除水量＝濾過ポンプ流量－透析液ポンプ流量－補液ポンプ流量

　そのようなときは除水量をイメージし，この式が成り立つようにそのほかの流量を設定します（除水ゼロでもOK）．全部を細かく設定しようとせずに，それぞれの流量のバランスを意識するのがコツです．

　それでは，除去したい物質に応じてどのように浄化量を定めたらよいか，これまでのおさらいもかねて症例を通してみていきましょう．除去したい物質の分子量や蛋白結合の有無などをもとに判断します（KM-9000を模して示してあります）．なお，「血液浄化療法の設定方法とその考え方」(pp.3218〜3226)や「血液浄化による物質除去の考え方」(pp.3247〜3256)も参照してください．

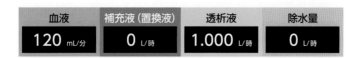

血液	補充液（置換液）	透析液	除水量
120 mL/分	**0** L/時	**1.000** L/時	**0** L/時

図6 小分子除去の際の設定

1）水を除く

　　溢水で水分コントロールをしたいものの，特に小分子除去も中分子除去もいらないような場合には，透析液を流す必要はなく，限外濾過（ultrafiltration）のよい適応といえます．限外濾過はHDの回路を用いて行います．血中の電解質の濃度変化が少なく，浸透圧変化に伴う体液変化はほぼありません．純粋に「除水」専用のモードと思ってください．

 ここがポイント
> 限外濾過は透析量をゼロにして除水だけ行う方法．

2）小分子を除く

症例1
> 　65歳男性．心不全の既往あり．脱水と急性腎障害で入院．高カリウム血症と尿毒症あり，輸液負荷でも乏尿傾向だったためCHDFを開始した．

　　この症例ではカリウムや尿毒症物質を除去したいですね．拡散の原理を用いて小分子を除去します．
　　KM-9000の表示形式だと排液流量（濾過流量）が表示されませんが（図6），

> 除水量＝濾過ポンプ流量－透析液ポンプ流量－補液ポンプ流量
> 濾過ポンプ流量＝除水量＋透析液ポンプ流量＋補液ポンプ流量

この式のように，除水量と透析液ポンプ流量と補液ポンプ流量を足し合わせたものが濾過ポンプ流量となります．除水を行いたければ，除水量を設定してもよいでしょう．アシドーシスや高カリウム血症の程度に応じて一時的に透析液流量を3～6 L/時で行うこともあります．除去したい分子のサイズに合わせて目的をもって浄化量を設定しましょう．

 ここがポイント
> 小分子を除去したいときはQdを増やそう．

＊日本では保険制限として濾過用補充液使用量が15～20 L/日といわれていますが，それはDPC（diagnosis procedure combination：包括医療支払制度）を採用している病院で，CHDFが出来高算定となった場合に限ります．

血液	補充液（置換液）	透析液	除水量
180 mL/分	**1.500** L/時	**0.500** L/時	**0** L/時

図7 中分子除去の際の設定

3）中分子を除く

> **症例2**
>
> 　78歳女性．CKDの既往あり．他院で大腿骨頸部骨折術後のカテーテル関連血流感染症に対して，バンコマイシン 1 g/日が投与されていた．腎機能障害が進行したため紹介受診．CHDFを開始した．

　この症例で除去したい物質は何でしょうか？　確定診断には至っていませんが，病歴からはバンコマイシン（分子量1,500 Da）の投与過剰に伴う腎障害の可能性が高いです．中分子除去は"Qf"の出番です（図7）．拡散現象の"Qd"では分子量が大きいと除去されず，分子量が小さいほど除去されやすいという特徴があります．"Qf"では透析膜の膜孔より小さいものは均一に除去されます．

　中分子除去の効率を上げようとしてQfを増やしすぎると，回路が詰まりやすくなるため注意が必要です．そのような場合はQbを増やすことで多少は解消されるので，患者のヘマトクリット値なども参考に慎重に調整しましょう．

> 🖝 **ここがポイント**
> ....
> 　中分子を除去したいときはQfを増やそう（上げすぎには注意）．

4 管理する際の指標は何か？

　回路マネジメントの基本的な概念は，「流量」を設定し，「圧」でモニタリングするというものです．

　実際に4つのポンプと1つのシリンジを用いて流量を設定しましたが，最初に設定した値のままCHDFがずっと継続されることは少ないです．目的の効果は得られているか？　トラブルは起きていないか？　など考えながら適宜設定を調整します．CHDFにおいては，患者因子と回路因子に分けて考えるとよいでしょう（図8）．実際には患者因子で流量調整を行うことの方が多いですが病態依存的なため，本稿では回路因子について説明したいと思います．

1）圧のマネジメント

　血液浄化の回路では複数箇所で「圧」がモニタリングされており，基本的には4つ（血液系で3つ，液系で1つ）の圧が測定されています（図9，機種によって若干異なります）．

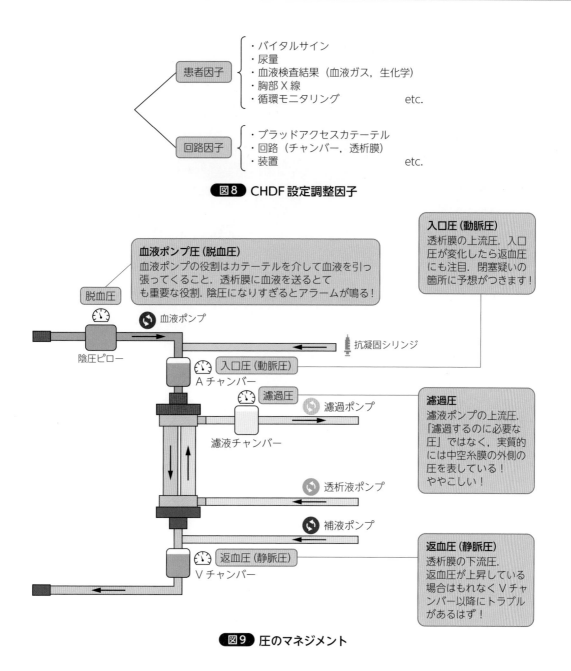

図8 CHDF 設定調整因子

図9 圧のマネジメント

圧の基準値を覚える必要はありません．なぜなら浄化量の設定に応じて，その都度変化するからです．大切なのは圧の**経時変化**から回路に生じている状況を想像できるかどうかです．

2) TMPのマネジメント

TMP（transmembrane pressure：膜間圧較差）は，中空糸膜の内側と外側の圧力の差を表しています（図10）.

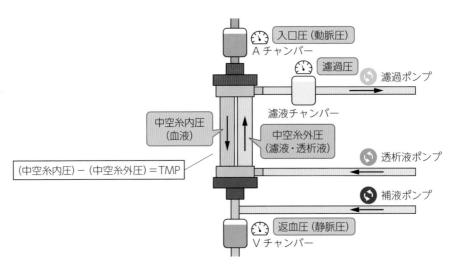

図10 CHDF回路におけるTMP

TMP=（入口圧＋返血圧）/2－濾過圧
　　　　（中空糸内圧）　　　（中空糸外圧）

　TMPの上昇は透析膜内の半透膜の劣化（膜孔閉塞）を意味します．中空糸内圧は均一ではなく，圧較差（上流＞下流）が生じており，平均値として計算します．また中空糸外圧は，濾過ポンプによる濾過圧が発生しています．

　Aチャンバー閉塞だけでも入口圧が上昇して，結果的にTMPも上昇します（膜孔閉塞がなくても）．また，TMP上昇が必ずしも膜劣化と同義ではないことに注意してください．

 ここがポイント
....
　TMPの上昇を見たら透析膜の悪化を疑う！

5 合併症は何か？

　HDでもCHDFでもその合併症を知ることで安全に管理ができます．本稿では血圧低下，出血，低体温，感染症，電解質異常について解説します．

1）血圧低下

　透析中の血圧低下は頻度の高い合併症のひとつです．実際に血圧低下に遭遇した場合は慌てずにショックの鑑別をすることが賢明です．透析中に急性冠症候群（acute coronary syndrome：ACS）を発症することも少なくありません．純粋にドライウェイトの設定や除水量が多い場合は血圧低下をきたすケースが多いです．

　血圧低下は「血管内から除水される速度」と「間質から血管内に水分が移動する速度（リ

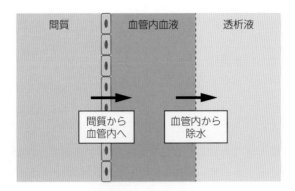

図11 血圧低下のしくみ

フィル）」のバランスによって生じることがあります（図11）．症状としては嘔気嘔吐，気分不快，意識レベル低下などがあり，対処として下肢挙上や除水停止，血液流量（Qb）を落とす，輸液などがあげられます．透析患者では交感神経が賦活化されづらく，また動脈硬化や内因性カテコラミン分泌の低下，間質から血管内への水の移動が遅いなどの理由で代償しきれないケースが多いため，「透析を開始したら血圧が下がった」となるわけです．

 ここがポイント
- 「血管内から除水される速度」＞「間質から血管内に水分が移動する速度」の場合に血圧低下する
- 血圧低下の程度に応じて除水を緩め，輸液も考慮する

2）出血

抗凝固療法は透析膜を含む回路だけでなく全身に効果を及ぼします．そのためカテーテル刺入部はもちろん，肺胞出血や消化管出血の合併にも注意する必要があります．気管チューブや胃管，便の性状を評価するクセをつけましょう．また，採血（血算・凝固）のモニタリングも重要です．

 ここがポイント
- 透析中は出血ハイリスクという認識をもつ！
- 抗凝固は凝固モニタリング（APTTやACT）で調整する！

3）低体温

体外循環がゆえに低体温になりやすいですが，低体温は凝固障害や循環不全を引き起こすため，防がなければいけません．機器には置換液を温める機能（ACH-Σ：35～40℃，KM-9000：36～45℃）がついており，間接的に体温管理ができます．

ここがポイント

　・透析回路は加温機能つき
　・患者の体温変化をマスクしてしまうことに注意！

4）感染症

　　HDやCHDFが施行される患者はそもそも病態が重症であり，そのほかのデバイスの使用頻度も高いです．また易感染性でもあるので，カテーテル関連血流感染症のハイリスクといえます．さらに加温器による体温管理で発熱がマスクされる可能性もあり注意が必要です．疑った場合は血液培養を行いカテーテル交換や抗菌薬加療について検討しましょう．

 ここがポイント

　・発熱の鑑別として「カテーテル関連血流感染症」を忘れない！
　・血液培養を採取し，カテーテル交換や抗菌薬加療を検討する！

5）電解質異常

　　電解質異常に対してCHDFを導入しているのに，CHDFの継続で電解質異常が起こるのはなぜでしょう？置換液（補充液）や透析液の組成に答えがあります（表2）．比較のためにHDで使用される透析液の組成とともに示します（表3）．
　　CHDFを続ければ続けるほど置換液（補充液）・透析液の組成に血中電解質が近づきます．必然的に低カリウム血症，低マグネシウム血症，低リン血症となります．採血モニタリングをしながら適宜補充を続けましょう．

 ここがポイント

　・CHDFを継続していると血中電解質は置換液（補充液）・透析液の組成に近づく
　・低カリウム，高カルシウム，低リン，低マグネシウム血症に注意！

表2 CHDF透析液の組成

			電解質濃度（mEq/L）				ブドウ糖（mg/dL）
Na^+	K^+	Ca^{2+}	Mg^{2+}	Cl^-	CH_3COO^-	HCO_3^-	$C_6H_{12}O_6$
140	2	3.5	1	112	0.5	35	100

表3 HD透析液の組成

			電解質濃度（mEq/L）				ブドウ糖（mg/dL）
Na^+	K^+	Ca^{2+}	Mg^{2+}	Cl^-	CH_3COO^-	HCO_3^-	$C_6H_{12}O_6$
140	2	2.5	1	114.5	8	25	150

6) 不均衡症候群

　　不均衡症候群は新たに透析導入する際の合併症として有名ですが，救急領域では急性腎障害（acute kidney injury：AKI）に対するHD/CHDF導入でも問題となります．**主病態は脳浮腫**で，頭蓋内圧上昇としての頭痛や嘔気嘔吐などの症状を認めます（図12）．中枢神経系には血液脳関門（blood brain barrier：BBB）があり，透析前後で脳細胞内の尿素窒素（blood urea nitrogen：BUN）は大きく変化しない一方で，血清BUNはその大半が除去されるので大きな浸透圧差を生じさせます．ほかの臓器に比べて脳に浮腫の症状が出やすいのはそのためです．また，不均衡症候群を回避するためにSLED（sustained low efficiency dialysis：緩徐低効率透析）を用いることがあります〔「**血液浄化による物質除去の考え方**」（pp.3247〜3256）参照〕．

 ここがポイント

　・新規の透析を行う場合は不均衡症候群に注意する
　・必要に応じてSLEDなどの手法を用いる

6 離脱の指標は何か？

　　急性血液浄化療法としてのHDやCHDFの離脱について明確な基準はありません．

① 導入に至った原因疾患が改善
② 尿量が確保されている（＞30 mL/時）
③ CHDFからHDに切り替えても循環動態が安定
④ 腎機能（BUN/Cr）障害の進行がない

などを踏まえて離脱を試みます．

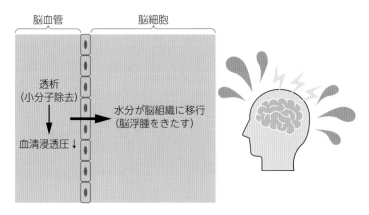

脳血管　　　　脳細胞

透析
（小分子除去）

血清浸透圧↓

水分が脳組織に移行
（脳浮腫をきたす）

図12 不均衡症候群

循環動態が安定していれば，試しに離脱してみるのも1つの方法です（もし無理なら再導入すれば問題ありません）．

 ここがポイント
> ① 原因疾患が改善，② 尿量が十分，③ CHDFからHDに切り替えても循環動態安定，④ 腎機能障害の進行がない場合に急性血液浄化の離脱を行う．

■ おわりに

　血液浄化回路のマネジメントやモニタリングについて解説しました．回路自体が複雑で，用語も多くわかりづらいため，シェーマを用いることは重要です．ただ，大切なのはシェーマと実際の回路を行ったり来たりすることです．回路だけ見ても何が何なのかわからないからシェーマがあるのは事実ですが，逆にシェーマではわかるけどそれが実際に回路のどこを表しているがわからないということもしばしば起こります．実際に回路を見てはじめて気づくポイントも多いです．また，血液浄化量についてはbeyond Evidenceの領域も多く，施設間でスタイルも違います．他施設の人とも施設間の違いについて積極的に意見交換しましょう．

■ 参考文献
1）「ICU/CCUの急性血液浄化療法の考え方，使い方」（大野博司／著），中外医学社，2014
2）「ER・ICU診療を深める2 リアル血液浄化」（小尾口邦彦／著），中外医学社，2015
3）「こういうことだったのか!! CHDF」（小尾口邦彦／著），中外医学社，2018

（Profile）

奈良場　啓（Hiromu Naraba）
日立総合病院 救急集中治療科
救急専門医
院内急変対応システムなどを通して医療安全に携わっています．
自身のミッションとして，社会におけるウェルビーイングの要素として死生観の醸成アプローチを模索しています．

非専門医も知っておくべき，血液浄化療法のトラブルシューティング

高橋雄治

① アラーム発生時の回路停止時間は極力短くし，回路凝固を避けるため低流量であっても運転を再開する

② 回路全体を見渡し，アラームと圧の関連から問題のある場所を推定する

③ 返血はほぼすべてのトラブルに対する最低限の対応で，自分で行えると凝固する前に血液が回収できるため必須の知識・スキルである

④ まずは透析機器に触ってみよう

■ はじめに

　集中治療室（ICU）では，毎日のように血液浄化療法，特に血液透析（hemodialysis：HD）や持続血液濾過透析（continuous hemodialysis and filtration：CHDF）が施行されています．特定集中治療室を有しているなどの一部の限られた施設であれば，異常が起こっても専従のME（臨床工学技士）がすぐに対応してくれることがほとんどですが，そのほかの大多数の病院では，当直医師などが対応に迫られる場合が多いのではないでしょうか．今回は，こうした施設で勤務されている研修医の先生方でも最低限の初期対応ができるよう，ポイントを絞った解説を心がけましたので，重要事項を身につけてください．

　当直のあなたは，こんな患者を引き継いでいました．

症例

　75歳女性．結石性腎盂腎炎，敗血症性ショック，DICの診断で尿管ステント挿入後にICUに緊急入室して2日目．敗血症に伴うAKI・乏尿があり，本日より右内頸静脈にブラッドアクセスカテーテルを挿入，CHDFが開始された．

　当初，CHDFは順調に稼働しており，そろそろ仮眠をとろうかな…と思ったそのとき，ICUにアラームの音が鳴り響いた．看護師から「MEさんに連絡がつかないんです．先生，ちょっとみてくれますか」と対応を依頼された．さて，どうする？

DIC（disseminated intravascular coagulation：播種性血管内凝固症候群）．
AKI（acute kidney injury：急性腎障害）．

回路の成り立ちを知る

　詳細な回路図は「血液浄化療法の原理と回路の成り立ち」（pp.3207～3217）をご参照ください．回路を簡潔に考えるためには，血液系回路が1本道であること，液系回路とは分離していることがイメージできるとよいでしょう（図1）．血液の流れは，あくまで一本道です．透析膜では，中空糸と呼ばれる半透膜でできた細長い管の中を血液が下方から上方に向け通過し，その外側を透析液が逆向き（上方から下方）に流れることで半透膜を介した小分子の交換が行われています．この原則はHDでもCHDFでも同じです．

> **ここがポイント**
> ....
> 血液回路を知ることがトラブル対応の第一歩！

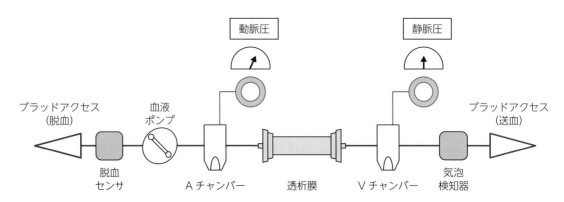

図1　血液系回路の簡略図
文献1をもとに作成．
脱血してから送血するまで，血液は分岐することなく1本の経路をたどるのみである．
血液ポンプより手前には陰圧が，それより先には陽圧がかかっている．

2 アラームが鳴ったとき，まずどうするか

　　一番大事なことは，血液ポンプの停止時間を極力短くすることです．これは，回路内凝固とそれによる返血不能を防ぐためです．

　　アラームが鳴ったら，まずはアラーム音を消し，内容の確認を行います．血液回路を一通りみて明らかな異常がないかを確認し，異常があれば適切な対処を行ったうえで，すみやかに運転を再開します．対応に時間がかかるときも，ゆっくりでよいので回路を回しておくとよいと思います．

> **ここがポイント**
> 血液ポンプの停止時間は極力短くし，ゆっくりでもよいので回路を回しておく！

3 それぞれのアラームの原因とその対応

1）脱血不良

Trouble 1

　　順調に治療が行われていたが，夜間に突然，「静脈圧下限」のアラームが鳴りはじめ，回路が回らなくなってしまった．

　　脱血不良は，血液浄化療法において最もよく経験するトラブルの1つです．回路陰圧部にあるピローに，過度の陰圧がかかることでセンサーが反応してアラームが鳴るしくみになっています．

　　原因は大まかに分けると2つあり，1つ目はブラッドアクセスから血液が引けない場合，もう1つはブラッドアクセスから血液ポンプまでの回路に何らかの閉塞が存在する場合です．

　　対処法はいくつかあるので，簡単に紹介しておきます（表1）．まず，最も簡単なため試してほしいのが，カテーテル位置の調整です．首の向きを変えてみる，カテーテルを回転

表1　脱血不良の原因とその対応

原因	対応
カテーテル位置不良	・首の向きの調整 ・カテーテルの回転 ・カテーテルの深さを調整
カテーテル内血栓	・シリンジによる血栓の吸引
血管内脱水	・除水量を減らす，もしくは除水停止 ・輸液
脱血孔の血管壁との接触	・逆接続
回路凝固	・回路交換

させてみる（図2），X線を確認してカテーテルの深さを変えてみる，などで脱血が改善する可能性があります．また，カテーテル内の血栓による脱血不良であれば，シリンジを装着して吸引・フラッシュを行うことで解決するかもしれません．この場合，必ず吸引をかけてから，（もし血栓が引ければシリンジを交換のうえ）フラッシュを行うように気をつけましょう．

　血液がそもそも不足している，すなわち血管内脱水が存在していれば脱血不良の原因となりえます．このケースでは，除水停止や輸液により血管内脱水を是正する必要があります．また，ブラッドアクセスカテーテルの脱血・送血を入れ替える（「逆接続」と呼ばれます）ことで，再び回路が回せるようになることがあります（図3）．このようなケースでの脱血不良は，脱血孔が血管壁にへばりつくことが主な原因です．ただし，この場合は回路

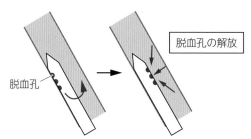

脱血孔の解放

脱血孔

首の向き，カテーテルの深さ・向きなどを確認する

図2　カテーテル位置の調整
文献2をもとに作成．図中のカテーテルはサイドホイール型．
脱血孔が血管壁に張り付いて閉塞していることがあるので，回転させてみるのも一手．

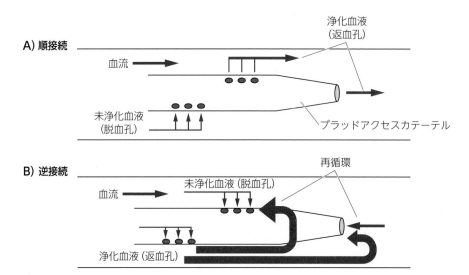

A) 順接続

浄化血液
（返血孔）

血流

未浄化血液
（脱血孔）

ブラッドアクセスカテーテル

B) 逆接続

再循環

未浄化血液（脱血孔）

血流

浄化血液（返血孔）

図3　順接続と逆接続
文献2をもとに作成．
A) 順接続では，血流の上流で脱血し，下流に返血するため，浄化した血液が再循環することはない．
B) 逆接続では，返血した血液を再び下流で脱血する再循環が起こりやすく，透析効率が低下する．

から返血された血液が再び脱血され回路を循環する「再循環（recirculation）」が起こるため，透析効率が落ちることを知っておきましょう．回路が明らかに凝固・閉塞していれば，回路交換が必要です．

 ここがポイント
....
　脱血不良は，カテーテル位置の問題や血管内脱水，カテーテルおよび回路内での凝固が原因となるため，それらを解除することが必要！

2）高圧アラーム対応

Trouble 2

　脱血不良はカテーテル位置の調整で改善した．しかし，再開から数時間すると入口圧上昇，およびTMP（trans-membranous pressure：膜間圧較差）上昇のアラームが鳴るようになった．

❶ 通常の高圧アラーム

　血液系回路において，圧を測定しているポイントは**図1**の通りです．基本的には，血液ポンプより遠い回路にはすべて陽圧がかかっていて，血液ポンプ直後が最も高圧部となり，回路を経るにしたがって圧を損失していきます．血液系回路は前述の通り1本道であるため，下流で閉塞・狭窄などにより流れが滞る場所があれば，その上流では圧が上昇し，それ以降の下流では圧が低下します．すなわち，圧アラームの鳴っている場所と回路自体の目視により，どの部分に回路内凝固があるか，大まかに判断することが可能となります．

❷ TMP

　ところで，高圧アラームのなかでTMPは少し別に考える必要があります．

TMP=（入口圧＋返血圧）/2 －濾過圧

　TMPは上記の式で定義されます．それぞれ，入口圧（動脈圧）はAチャンバー，返血圧（静脈圧）はVチャンバー，濾過圧は液系回路内の濾過チャンバーで測定される圧です．よって，TMPは透析膜の平均圧から，液系回路の圧である濾過圧を減じたものと解釈できます．また，CHDFヘモチャンバーの半透膜には膜孔が空いており，CHF設定とした場合はそこから濾過が行われますが，圧の伝達もこの膜孔を通じて行われています．膜孔が正常に開存していれば，血液系回路の圧は液系回路に伝わりますが，いったんこの膜孔が閉塞すると圧が伝わらなくなります．また，完全に閉塞したと仮定すると圧の伝達はほぼなくなると考えられます．

　これを踏まえて，いくつかのシチュエーションを想定してみましょう．例えば，Vチャンバーに凝固が起こったとします．当然ながら，返血圧は上昇しますが，前述の原則により，入口圧も上昇することになります．TMPについて考えてみると，式の前半部分は上昇しますが，濾過圧も膜孔を通じた圧上昇により等しく上昇するため，TMPはさほど変化しません．一方で，例えば透析膜の中空糸自体に目詰まりがある場合はどうでしょうか．一

般的に，中空糸が詰まると内腔の流れが滞るため膜孔も同時に閉塞することが多いです．よって，このケースでは，透析膜内の平均圧が上昇する一方で，濾過圧の上昇がないためTMPは上昇することになります．回路トラブルとなる各事象と，その圧測定に及ぼす影響を一覧にまとめたので参照してください（表2）．

 ここがポイント

圧アラームの場所と回路目視で回路トラブルの場所を推定できる！

3）低圧アラーム対応

Trouble 3

透析膜の交換を行い，回路をつなぎかえて治療を再開した．再開後すぐに，低圧アラームが鳴った．

低圧アラーム対応では，何を差し置いてもまず回路を停止させ，回路接続部の外れや気泡の混入がないかを確認すべきです．静脈側回路に気泡が確認された場合は直ちに血液回路を患者から外します．絶対に空気を体内に混入させない，ということを最優先に考えましょう．

 ここがポイント

低圧アラームではまず回路を停止させ，気泡の体内混入を防ぐ！

4）返血

Trouble 4

トラブル続きの大変な症例であったが，無事に敗血症を脱しCHDFを終了することになった．回路の返血を行いたい．

返血操作は，読者の方全員にぜひマスターしてほしい手技です．何らかの原因で血液浄化を終了する，あるいは回路を交換する場合，回路内に存在する血液を安全かつ清潔に患者体内に戻す必要があります．この操作が「返血」です．しかしながら，回路トラブルのため返血されず透析回路が停止したままの状態で放置されると，血液は凝固してしまい返

表2 回路トラブルとなる各事象と，その圧測定に及ぼす影響

項目	入口圧	TMP	返血圧	濾過圧
Aチャンバー凝固	↑	—	—	—
透析膜凝固	↑	↑	—	—
Vチャンバー凝固	↑	—	↑	↑
ブラッドアクセス返血側凝固	↑	—	↑	↑

血操作が不可能となってしまいます. 透析回路のプライミング・ボリュームは200〜300 mL程度存在するため, 返血不能となるとおよそ赤血球輸血2単位分に相当する血液を廃棄することになります. たとえMEがすぐに来られない場合でも, 返血を自らの手ですみやかに行うことで, こうした事態を避けることができます.

　返血の方法としては, 生理食塩水で回路を置換する方法が推奨されています. かつては, 輸液負荷となることを嫌って空気で回路を置換する方法がとられることもありましたが, この方法は体内に空気を引き込む可能性があり, 危険であるため**絶対に行ってはならない手技です**(現在は透析機器自体が空気返血ができないようにつくられています).

　手技自体は理解してしまえば難しいことはありません. まず, 輸液ルートに付いている鉗子を外します(**図4A**). 輸液ルートを解放し, 気泡や凝血塊を血液ポンプ側に流します(**図4B**). さらに血液ポンプを止め, 輸液ルートからブラッドアクセスカテーテルの動脈側

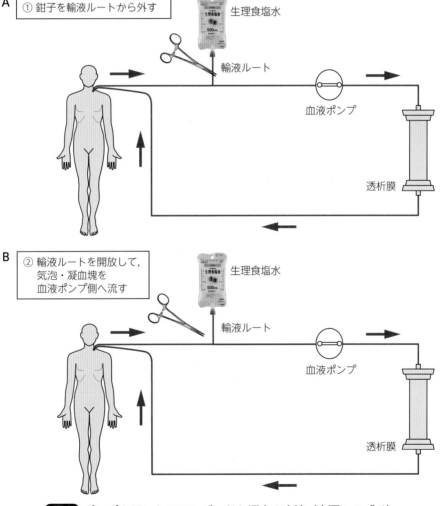

図4 ポンプを用いたスタンダードな返血の方法(次頁へつづく)
血液回路内の血液を, 安全かつ清潔に体内に戻す操作.
文献3をもとに作成.

（脱血している方）に自然落差を用いて生理食塩水を送り，ライン内の血液を生食で置換，最後に回路を鉗子でクランプしておきます（**図4C**）．その後，血液ポンプを30 mL/分程度でゆっくり作動させ透析膜を含む残りの回路の血液を体内に戻します．生理食塩水での置換が終了したら，血液ポンプを止め回路をクランプします（**図4D**）．なお，停電などの緊急時は，**図4B**②で回路を血液ポンプから外し，落差を用いた返血を行うことがあります．

変法としては，動脈側回路をブラッドアクセスカテーテルから外し，そこにサブラッド®（血液濾過用補充液）を繋いで回路を回してしまう方法もあり，読者にとってはより簡便か

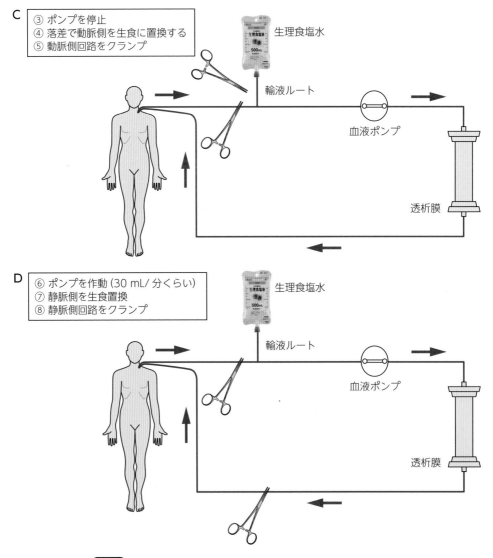

C
③ ポンプを停止
④ 落差で動脈側を生食に置換する
⑤ 動脈側回路をクランプ

生理食塩水
輸液ルート
血液ポンプ
透析膜

D
⑥ ポンプを作動（30 mL/分くらい）
⑦ 静脈側を生食置換
⑧ 静脈側回路をクランプ

生理食塩水
輸液ルート
血液ポンプ
透析膜

図4 ● ポンプを用いたスタンダードな返血の方法（つづき）
血液回路内の血液を，安全かつ清潔に体内に戻す操作．
文献3をもとに作成．

もしれません (図5). ただし, 落差を用いる際は, 返血速度が早すぎると過大な前負荷がかかる可能性があり, 特に心不全のある患者などでは注意してゆっくり行うことが重要です.

 ここがポイント

回路内に残った血液を安全かつ清潔に体内に戻すことを返血といい, 生理食塩水を用いて回路を置換する方法で行う.

5) 緊急離脱

　　災害時には, 血液浄化療法を施行中の患者全員の治療を緊急で中止し, すみやかに透析回路から解放する「緊急離脱」を行い, 避難できるようにします. 日本透析医学会からは日常診療に根ざした方法, すなわち通常通り返血を行い透析を終了することがまず第一に推奨されています[4]. 患者に負担がなく, 何より安全であるためです. 一方で, 返血を断念せざるを得ないような, 非常に切迫した状況ではどうでしょうか.

　　HDでは, 通常通り抜針した後に, 止血ベルトを用いて穿刺部位を抑えます. この方法は通常診療の延長で行うことができますが, 出血のリスクがあります. もし逆流防止弁付きの透析針であれば, 針のみを残したまま回路を外すことも可能です[5]. この方法はわずか数秒で緊急離脱が完了するため, 非常に有用と考えられます. 一方, 回路を切断するような方法は大変危険であり, また何より切断を強いられる医療従事者にとって非常にストレスとなるため, 行ってはなりません.

　　CHDFであれば, 回路を停止したうえ血液系回路をブラッドアクセスから外して破棄します. 可能であれば, ブラッドアクセスカテーテルはヘパリンロックしておきましょう.

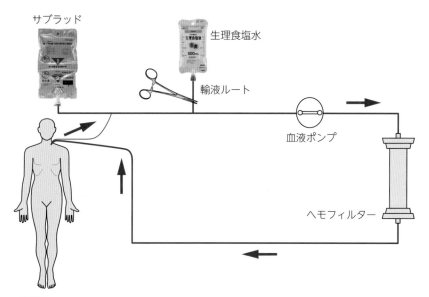

図5　ちょっと簡単な返血の方法
一旦回路を止めたうえで動脈側回路をブラッドアクセスから外し, サブラッド®に接続してから回路を再度回すことで, 輸液ルートや鉗子の操作なく返血することが可能となる.

くり返しとなりますが，緊急離脱では返血をまず第一に考え，事態の切迫度に応じて適切な方法を手段をとるようにしましょう．

 ここがポイント

緊急時でも，慌てず騒がず，普段通り返血を行って回路を外せばよい！

おわりに

本稿では特にICUで見かけることの多い，CHDFの回路トラブルについて概説しました．はじめは難解に聞こえるかもしれませんが，第一歩として，ICUで患者を受けもったら積極的に機器に触れてみる，MEに質問してみるなどして，日頃から触れておく・慣れておく姿勢が大切ではないでしょうか．本稿が少しでも皆さんの理解の一助となれば幸いです．

文　献

1）「CRRTポケットマニュアル 第2版」（野入英世，他 / 編著），医歯薬出版，2015
2）丸下洋一，他：血液浄化療法に用いられるダブルルーメンカテーテルのANSYS CFXによる流れ解析. Mechanical CAE NEWS, 15：13-16, 2011
3）矢田哲康，他：CRRTのトラブルシューティング. INTENSIVIST, 2：347-368, 2010
4）「東日本大震災学術調査報告書—災害時透析医療展開への提言—」（日本透析医学会 東日本大震災学術調査ワーキンググループ / 編著），2013
5）赤塚東司雄：透析医療の災害対策と緊急離脱. Vascular Access News Web, 17

Profile

高橋雄治（Yuji Takahashi）
日立総合病院 救急集中治療科
救急科専門医 / 集中治療専門医
湘南鎌倉総合病院 救急総合診療科 /ERでの後期研修を経て2017年より現職.

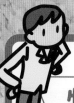

レジデントノート

特集関連バックナンバーのご紹介

増刊2018年10月発行 (Vol.20 No.11)

救急・ICUの頻用薬を使いこなせ！

薬の実践的な選び方や
調整・投与方法がわかり、
現場で迷わず処方できる

志馬伸朗／編

定価 4,700円＋税
ISBN 978-4-7581-1615-2

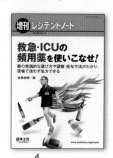

- ・処方例があって実践的であり，初学者に良いと思います．
- ・これ一冊持っておくとしばらく使えるよい本だと思いました．

2018年7月号 (Vol.20 No.6)

血液ガスを各科でフレンドリーに使いこなす！

得られた値をどう読むか？
病態を掴みとるためのコツを
ベストティーチャーが教えます！

古川力丸，丹正勝久／編

定価 2,000円＋税
ISBN 978-4-7581-1610-7

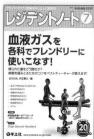

- ・研修医がそれぞれの診療科を回っている時に参照しやすい内容であると感じました．
- ・各科ごとの注目点が明記されており，症例を通した思考過程がはっきりと分かってとても読み応えがありました．

2018年3月号 (Vol.19 No.18)

敗血症を診る！リアルワールドでの初期診療

早期診断・抗菌薬・輸液など
速やかで的確なアプローチの
方法が身につく

大野博司／編

定価 2,000円＋税
ISBN 978-4-7581-1604-6

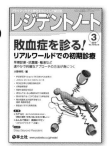

- ・実際の現場を想定した治療や，管理方法の一例が示されており参考になった．
- ・敗血症に対する抗菌薬の説明に加えて，呼吸管理や循環管理の記載もあり，非常に内容が濃いものとなっていた．

増刊2016年4月発行 (Vol.18 No.2)

輸液療法はじめの一歩

基本知識と状況に応じた考え方，
ピットフォール

石丸裕康／編

定価 4,500円＋税
ISBN 978-4-7581-1567-4

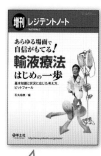

- ・病態ごとに輸液療法のポイントが記載されており，非常によかったです．
- ・具体的な計算法なども載っていて勉強になりました．

特集とあわせてご利用ください！

詳細は www.yodosha.co.jp/rnote/index.html

最新情報もチェック ➡ f residentnote 🐦 @Yodosha_RN

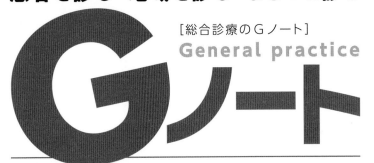

連載も充実！

総合診療で必要なあらゆるテーマを取り上げています！

忙しい診療のなかで
必要な知識を効率的に
バランスよくアップデートできます！

聞きたい！ 知りたい！ 薬の使い分け

日常診療で悩むことの多い治療薬の使い分けについて、専門医や経験豊富な医師が解説します！
患者さんへの説明のコツも伝授！

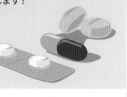

ガイドライン 早わかり

（横林賢一, 渡邉隆将, 齋木啓子／編）

総合診療医が押さえておくべき各種ガイドラインのポイントをコンパクトにお届けします！

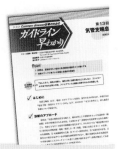

なるほど！ 使える！ 在宅医療のお役立ちワザ

在宅医療の現場で役立つツールや、その先生独自の工夫など、明日からの診療に取り入れたくなるお役立ちワザをご紹介！

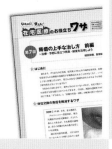

誌上EBM抄読会
診療に活かせる論文の読み方が身につきます！

（南郷栄秀, 野口善令／編）

エビデンスを知っているだけでなく、現場での判断にどう活かしていくか、考え方のプロセスをご紹介します。実際のEBM抄読会を誌上体験！

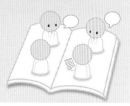

赤ふん坊やの 「拝啓　首長さんに会ってきました☆」
～地域志向アプローチのヒントを探すぶらり旅～

（井階友貴／執筆）

あなたのまちの首長さんは、地域の医療・健康課題、そして総合診療にどんな思いをもってるの？ 一福井県高浜町のご当地ゆるキャラ「赤ふん坊や」が全国を旅して聞いちゃいます！ "地域を診る"ヒントが見つかるかも☆

どうなる日本!? こうなる医療!!

これからの医療をめぐる環境がどう変わっていくのか、医療提供システムはどのように変わっていくべきかなど、さまざまなテーマを取り上げます！

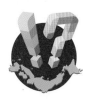

思い出のポートフォリオを紹介します

印象に残ったポートフォリオの実例を難しかった点・工夫した点などにフォーカスしてご紹介いただくコーナー。ポートフォリオ作成・指導のヒントに！

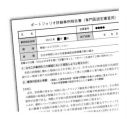

家庭医療×診断推論で挑む！ プライマリ・ケアで出会う困難事例
by千葉大総診カンファレンス

（生坂政臣, 藤沼康樹／監修　鋪野紀好／執筆）

プライマリ・ケアでマネジメントに難渋した事例について、家庭医療学と診断推論学の両者の視点を組み合わせることで、問題解決に迫ります！

2020年 年間定期購読料　国内送料サービス※1

通常号（隔月刊6冊）	定価（本体16,800円＋税）	通常号（隔月刊6冊）＋増刊（増刊2冊）	定価（本体26,400円＋税）
通常号＋ WEB版 ※2	定価（本体19,800円＋税）	通常号＋ WEB版 ※2 ＋増刊	定価（本体29,400円＋税）

※1 海外からのご購読は送料実費となります　※2 WEB版は通常号のみのサービスとなります

詳細は www.yodosha.co.jp/gnote/

最新情報もチェック ➡ f gnoteyodosha　🐦 @Yodosha_GN　📷 gnote_yodosha

　「放射線科研修で，画像診断の楽しさを知ってほしい！」と著者の小黒先生が自施設の研修医に教えてきた内容を元にしたテキストが発行になりました．「画像のどこに所見があるのかわからない」「レポートに何を書いたらいいのでしょうか」…そんな，わからないことだらけの初学者のために，必要最低限の知識を網羅的に解説しています．これを読んだらレポートがしっかり書けるようになります！

　今回特別企画として，4回にわたって「7章 血管，血腫」と「特別付録」の内容を全文掲載します．

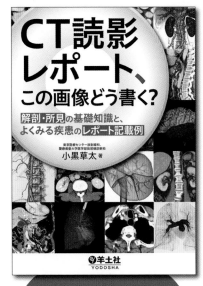

CT読影レポート、
この画像どう書く？
解剖・所見の基礎知識と、よくみる疾患のレポート記載例

小黒草太（東京医療センター 放射線科、慶應義塾大学医学部 放射線診断科）
■定価（3,800円＋税）　■A5判　■238頁　■ISBN978-4-7581-1191-1

CT読影レポートの実例満載！

本書の内容

臓器ごとに、
◆ 「基礎知識」として解剖や読影方法など
◆ 「異常所見」として、各所見の見極め方や、読影レポートの書き方
を具体的に解説していきます！

特別に4回にわたり本書から掲載！今回は第3回（7章後編）です

7章　血管，血腫

2. 血腫

 ## 基礎知識

① 無構造な淡い高吸収域

　　血腫はCT上，無構造で筋肉よりもやや高吸収（40〜70HU程度）を示す．発生からの時間によっては不均一な高吸収域や低吸収域の混在がみられる．

 ## 異常所見

① 淡い高吸収腫瘤

　　無構造な淡い高吸収域を認めたら，血腫を疑う．持続的な出血がなければ内部に造影増強効果はみられない．ただし，古い血腫は辺縁に造影増強効果を有することがある．また，内部に充実性の増強効果があれば腫瘍性病変を考慮に入れる．

レポート記載例　腹直筋鞘血腫

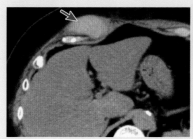
造影CT

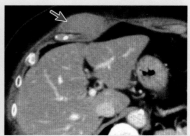
造影CT

50歳台女性，右上腹部痛.

所見　右腹直筋に5cm大の淡い高吸収腫瘤を認め（→），内部に造影増強効果はなく，血腫と考えます.

Impression　右腹直筋鞘血腫.

② 血腫内への造影剤の漏出

血管の壁が一部断裂し，周囲に血腫形成がみられ，血液が血腫内に漏出 (extravasation) している場合，この突出部分を**仮性動脈瘤（pseudoaneurysm）**とよぶ（図7-10）．

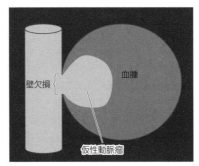

図7-10　仮性動脈瘤のイメージ

レポート記載例　仮性動脈瘤

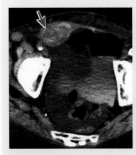

単純CT水平断像

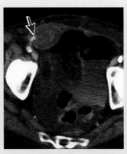

造影CT水平断像

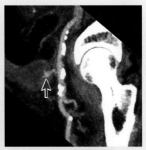

造影CT矢状断再構成像

70歳台女性，カテーテル検査術後，右鼠径部腫大と痛み．

所見　右鼠径部に不均一な淡い高吸収を示す5cm大の腫瘤（➤）を認め，血腫と考えます．右総大腿動脈から血腫内部に造影剤の血管外漏出を伴っています（➤）．

Impression　右鼠径部の仮性動脈瘤．

③ 女性の急性腹痛と血性腹水貯留 (妊娠反応陰性)

　　女性の急性腹症において妊娠反応陰性で血性腹水貯留がみられたら卵巣出血を疑う．性交後に右卵巣から出血することが多く，病歴を確認するのが大事だが，性交に関する問診はしばしば当てにならないので注意が必要である．単純CTで，血性腹水貯留を認めることが重要で，画像上の鑑別に異所性妊娠があがるが，妊娠反応陽性であり鑑別は容易である．

レポート記載例　卵巣出血

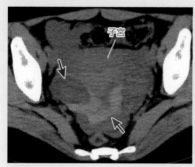
単純CT

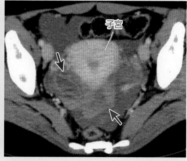
造影CT

40歳台女性，性交後から腹痛が続く．妊娠反応陰性．

所見　ダグラス窩に淡い高吸収な液体貯留を認め（➡），血性腹水と考えます．右卵巣が腫大しており（➡），右卵巣からの出血と考えます．

Impression　右卵巣出血．

※本稿は単行本「CT読影レポート、この画像どう書く？」pp.219〜221より転載したものです．

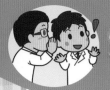

第36回　甲状腺濾胞腫瘍，あなたならどう診断する？

浅井さとみ

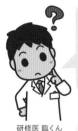

先生，30歳台女性の患者さんなのですが，"首に柔らかいしこりが触れる"ことを主訴に前医受診し，甲状腺濾胞腫瘍の疑いで当院を紹介受診されました．ぼくも濾胞腫瘍に関してはよく知らなくて…どう検査を進めていくのがよいのでしょうか？

研修医 臨くん

なるほど，甲状腺濾胞腫瘍か．甲状腺濾胞腫瘍には良性（濾胞腺腫）と悪性（濾胞癌）があるけれど，細胞診でも鑑別が難しいため超音波検査が参考になるよ．では，今回は"超音波検査を用いた甲状腺濾胞腫瘍のコツ"をお話しするよ！

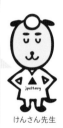

けんさん先生

解 説

● 甲状腺疾患の基本は超音波検査

　　甲状腺疾患が疑われる場合は腫瘍性，非腫瘍性にかかわらず，まず超音波検査を実施するのが基本だよ．甲状腺悪性腫瘍の約90％は乳頭癌で，その次は濾胞癌（約5％），その他（低分化癌，未分化癌，髄様癌，悪性リンパ腫）がそれぞれ1〜2％なんだ．

　　さて，前述したように甲状腺濾胞腫瘍には良性（濾胞腺腫）と悪性（濾胞癌）があるんだ．悪性の代表格である乳頭癌の超音波検査所見では，高頻度に微細石灰化がみられ悪性の鑑別の参考になるんだけど，ここでは濾胞癌（悪性）の鑑別のポイントをお話しするね．まずは濾胞腺腫（良性）と濾胞癌の超音波検査所見の違いを確認をしていこう．

● 濾胞腺腫と濾胞癌の鑑別

　　まず，濾胞腺腫は，境界明瞭，辺縁平滑で楕円形状の腫瘤性病変として描出されるんだ．内部エコーは甲状腺実質と同様の等エコー〜軽度低エコー，腫瘍内部に嚢胞部分が描出され，周囲低エコー帯はスムーズで全周性に認められることが特徴だ．反対に，周囲低エコー帯欠損や不規則性があり，内部エコーレベルが等〜低の充実性腫瘤の場合，特に20 mm以上の腫瘤で大きさの割に内部の低エコー領域が少ないなら，濾胞癌の可能性を考慮して慎重な経過観察，細胞診などの精査を進めるべき！

　　では，次頁に図を並べてみたので"どちらが濾胞癌か"診断してみよう！

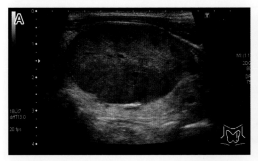
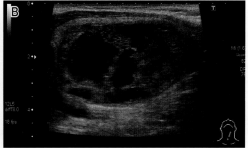

図 どちらが濾胞癌？

さて，図A，Bのどちらが濾胞癌か…心に決めてくれたかな？

答えは"図Aが悪性（濾胞癌），図Bが良性（濾胞腺腫）"だよ．図Aでは**周囲の低エコー帯が一部不明瞭で全周を追えなかったんだ**．そして，内部エコーは低エコーで，小さな嚢胞部分はあるけど，大きさの割にむしろ均一に見えるね．**さらに"内部にぎゅっと腫瘍細胞がつまっている感じ"がある**．実はこれが濾胞癌のもう1つの特徴なんだ．

この患者さんの超音波検査結果は図Aで，甲状腺左葉に35×25 mm大の楕円形の腫瘍性病変が認められ，その後甲状腺摘出手術施行となったよ．内部充実性の濾胞癌に対して，濾胞腺腫は腫瘍が大きくなると嚢胞状部分が増大する傾向だね．ここでは出していないけど，カラードプラ法で腫瘍中心に向かって血流が認められるのも特徴なんだ．周囲のリンパ節への転移の有無も重要な情報になるよ．

濾胞腺腫と濾胞癌の鑑別は難しいことが多いけれど，今後の診療方針決定に重要なので…超音波検査での鑑別方法もよく覚えておいてね！

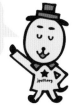

甲状腺腫瘍にはまず超音波検査をやってみよう！"周囲低エコー帯が全周追えるか，内部にぎゅっとつまった感じがあるか"がポイントだよ！

参考文献 1）「甲状腺癌取扱い規約 第7版」（日本甲状腺外科学会／編），金原出版，2015
2）「コンパクト超音波αシリーズ 甲状腺・唾液腺アトラス」（髙梨 昇／著），ベクトル・コア，2004

※日本臨床検査医学会では，新専門医制度における基本領域の1つである臨床検査専門医受験に関する相談を受け付けています．
専攻医（後期研修医）としてはもちろん，非常勤医員や研究生として研修に通うことでも受験資格を得ることができます．
専攻した場合のキャリアプランならびに研修可能な施設について等，ご相談は以下の相談窓口までお気軽にどうぞ！！
日本臨床検査医学会 専門医相談・サポートセンター E-mail：support@jslm.org

※連載へのご意見，ご感想がございましたら，ぜひお寄せください！また，「普段検査でこんなことに困っている」
「このコーナーでこんなことが読みたい」などのご要望も，お聞かせいただけましたら幸いです．rnote@yodosha.co.jp

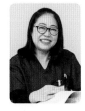

今月のけんさん先生は…
東海大学医学部基盤診療学系臨床検査学・同付属病院
臨床検査科の浅井さとみ（日本臨床検査医学会専門医，
日本超音波医学会専門医・指導医）でした！
東海大学では毎週日曜17時から，超音波検査研修会を開
催しており，どなたでも参加できます．日常業務として
骨髄や末梢血を総合した血液総合診断や感染対策もやっ
ています．臨床検査の実践で世界的イニシアチブをとる
宮地勇人教授から熱血指導を受けることができます！

日本臨床検査医学会・専門医会 広報委員会：
五十嵐岳，上蓑義典，尾﨑敬，木村聡，小柴賢洋，高木潤子，
田部陽子，千葉泰彦，西川真子，増田亜希子，山本絢子

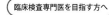

臨床検査専門医を目指す方へ

日本臨床検査医学会
Japanese Society of Laboratory Medicine

日本臨床検査専門医会

みんなで解決！病棟のギモン

?→!

研修医の素朴な質問にお答えします　　監修／香坂 俊（慶應義塾大学医学部循環器内科）

第48回　胸水貯留のギモン

八木 一馬

本コーナーは初期研修医が日常臨床のなかで感じた**素朴な疑問**について，そのエッセンスを読みやすく解説するシリーズです．さて，今回はどんな質問が登場するでしょうか．

? 今回の質問

入院していた担当患者さんの胸水が貯まってしまったので，原因をこれから調べていきます．胸水の抜き方については，以前に処置を見学したことがあるので流れを理解しているのですが，抜いた胸水をどのような検査に提出すればいいのかはよくわかりません．そもそも抜くべきかどうかの基準もはっきりわかりません．先生，教えてください！

! お答えします

● 迷ったら抜いて調べましょう．"The sun should never set on a pleural effusion."
● 疑っている疾患にもよりますが，細胞数・細胞分画，生化学〔TP（total protein），LDH（lactate dehydrogenase），糖，pH，ADA（adenosine deaminase）〕，培養（一般細菌・抗酸菌），細胞診，はルーチンで提出することが多いです．
● Lightの基準のみに頼りすぎず，臨床経過，胸水の色調やにおい，胸水生化学項目による補助診断を駆使して判断していきましょう．

▌胸水を抜くその前に ～胸腔穿刺の適応と準備～

研修医：肺炎で入院していた担当患者さんの胸部X線から胸水貯留が疑われました．穿刺はできそうなのですが，そもそも胸水って貯まっていたら絶対に抜いた方がいいのでしょうか？

指導医：まぁ，例えば両側性で利尿薬に反応するなど，うっ血性心不全だと明らかにわかるような場合はわざわざ胸腔穿刺を施行しなくていいかもね．でも，迷ったときは積極的に穿刺して原因を調べるという方針でいいと思うよ．"The sun should never set on a parapneumonic effusion."[1] という格言があるけど，胸腔穿刺に関しては "The sun should never set on a pleural effusion." といえるね．

研修医：うーんと，英語は苦手なんですが，「胸水は日没まで放っておくな」という意味ですか？

指導医：正解！「迷ったらその日のうちに穿刺しろ」ということだね．

研修医：ちなみに胸水を抜く前にはCTを必ず撮るべきですか？

指導医：絶対に必要ということではないかな．エコー検査（ポータブルでも可）で胸水貯留の程度や安全に穿刺できる部位が確認できるならそれで大丈夫だよ．

研修医：そうでしたか！CTはやらなくてもよいんですね．

指導医：CTを行うことで胸水貯留の原因となる肺内病変の検出ができるというメリットもあるんだ．ただ，胸水が大量だと肺がつぶれてしまって肺内の様子が評価できないこともあるから，そのときには胸水を排液（ドレナージ）した後にCTを再度行ったほうがいいね．

胸水を抜いて何を調べる？

研修医：先生，さっきは胸腔穿刺の指導をしていただきありがとうございました．しっかり胸水を抜くことができました．あのー，それでどの項目を検査に提出すればいいのでしょうか？処置を手順通り安全に行うことだけでいっぱいいっぱいで…．

指導医：本当はそこも事前に勉強しておいた方がいいんだけど，今から勉強して次に活かしていこう！まず，最初に確認することがあるんだけどわかるかな？

研修医：えーっと，胸水の色ですか？

指導医：そのとおり！胸水の色と匂いは必ず確認するようにしよう．色は通常であれば淡黄色だけど，黄白色や白色で濁っているときは膿胸を考える必要がある．また，悪臭があるときは嫌気性菌による膿胸の可能性があるね．

研修医：白色のときは乳び胸も鑑別にあがりますよね．

指導医：そうだね．では，胸水が赤色調のときは何を考えるかな？

研修医：うーんと，血胸や大動脈解離などですか？

指導医：そのあたりを考えられるのは素晴らしいね．あとはがん性胸膜炎や肺塞栓症による胸水貯留でも赤色調になることが多いかな．

研修医：色で鑑別を絞るってあまり考えたことがありませんでした．ほかの色ではどうですか？

指導医：あとは黒色調かな．

研修医：悪性黒色腫のときに黒くなるって国家試験のときに勉強した気がします．

指導医：よく知っているね！ここで色調による鑑別診断を表1にまとめておこう．

表1 ● 胸水の色調と鑑別診断

色	鑑別診断
淡黄色	ほとんどの胸水がこれに該当する
赤色調	がん性胸膜炎，肺塞栓症，悪性胸膜中皮腫，血胸，大動脈解離
褐色（麦色）	結核性胸膜炎
黒色	悪性黒色腫の胸膜播種，感染症（*Aspergillus niger*, *Rhizopus oryzae*），活性炭の食道から胸腔内への漏出，胆汁性胸水（茶褐色～黒緑色）
黄白色	膿胸（嫌気性臭がする）
白色	膿胸（嫌気性臭がする），乳び胸，偽性乳び胸（コレステロール主体）

胸水の検査をオーダーしよう

指導医：では，胸水の検査を一緒にオーダーしよう！ でも，すべての検査は出す前に鑑別疾患を想定することが重要だから，まずはそこから考えよう．

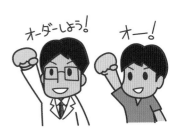

研修医：そうですね，胸水は漏出性胸水と滲出性胸水に分類できますよね．漏出性胸水は，基本的にはうっ血性心不全やネフローゼ症候群などの全身疾患で起こると国家試験のときに勉強しました．

指導医：そのとおり！ では，滲出性胸水の原因にはどのようなものがあるかな？

研修医：肺炎，膿胸，結核，悪性腫瘍，膠原病，などでしょうか．

指導医：そうだね．漏出性胸水に比べると原因はたくさんあるよね．では漏出性胸水と滲出性胸水を鑑別するLightの基準（表2）は知っているかな？

研修医：えーっと，TP（total protein：総タンパク）やLDH（lactate dehydrogenase：乳酸脱水素酵素）などで鑑別する基準ですよね？

指導医：そうそう．いい機会だからここで復習しておこう．これをみると胸水のTP，LDHについては検査を行う必要があるね．ほかには何が必要だろうか？

研修医：培養とかですかね？ 感染があれば細菌が検出されることもあるかなと思います．

指導医：そうだね，感染症に関していうと，まずは細胞数や細胞分画が重要だね．膿胸などの細菌感染症のときは好中球優位になり，結核性胸膜炎ではリンパ球優位になることが多いよ．

研修医：なるほど，感染症によっても異なるんですね．

指導医：生化学検査ではTP，LDH，糖，pHあたりは最低限必要かな．膿胸では細胞数が著明に上昇し，好中球の割合が多くなって，LDHも炎症を反映して上昇し，糖やpHは低下する，という結果になることが多いね．もちろん，培養も一般細菌と抗酸菌のどちらも提出しよう．

研修医：細胞数，細胞分画，TP，LDH，糖，pH，培養（一般細菌，抗酸菌）は最低限必要というわけですね．

指導医：あとは，結核性胸膜炎の診断に有用なADA（adenosine deaminase）をあらかじめ提出することも多いかな．胸腔穿刺をする時点では結核性胸膜炎を完全に否定することは難しい場合が多いからね．

研修医：ADAってあまり聞いたことがありませんでした．どのくらい有用なんでしょうか？

指導医：ADAの話はまた後で一緒に考えよう．

研修医：はーい，わかりました．ほかに提出する項目はありますか？

表2 ● Lightの基準

① 胸水 TP/ 血清 TP ＞ 0.5
② 胸水 LDH ＞ 血清 LDH 正常上限値の 2/3
③ 胸水 LDH/ 血清 LDH ＞ 0.6

文献2，3をもとに作成．1項目以上該当すれば滲出性．

指導医：悪性腫瘍に伴う胸水（がん性胸膜炎）を強く疑うときには，細胞診だけではなくて，胸水を数百mL程度多めに採取してセルブロック標本検体として病理組織検査に準ずる組織診を行うこともできるんだ．

研修医：なるほど．

指導医：胸水検査で最低限オーダーすべき項目を表3にまとめておこう．

胸水の検査結果を解釈しよう（表4）

指導医：病歴や胸水以外の所見で鑑別診断が絞り込めず，胸水の色調でも明らかな絞り込みができない滲出性胸水の場合，まず細胞分画の結果が重要なんだ．なので，分画ごとに考えられる疾患を整理していこう．

① 好中球優位の滲出性胸水 ～肺炎随伴性胸水と膿胸～

研修医：膿胸のときは糖が下がってpHも下がるんですよね？

指導医：そうだね．細胞数上昇，好中球優位，LDH上昇，糖低下，pH低下，という検査結果になることが多いね．

研修医：肺炎による胸水はどういう結果になるんですか？

表3 ● 胸水検査で最低限オーダーすべき項目

検査	項目
細胞検査	細胞数，細胞分画（好中球優位，リンパ球優位）
生化学検査	TP，LDH，糖，pH，ADA
細菌検査	一般細菌（塗抹，培養），抗酸菌（塗抹，結核菌-PCR，培養）
病理検査	細胞診，組織診（セルブロック標本検体作成による）

表4 ● 主な胸水検査項目と考えられる主な疾患

項目		考えられる主な疾患
細胞分画	好中球優位	膿胸，肺炎随伴性胸水，急性膵炎
	リンパ球優位	結核性胸膜炎，悪性リンパ腫，リウマチ性胸水
pH（＜7.2）		複雑性肺炎随伴性胸水，膿胸，がん性胸膜炎
糖（＜60 mg/dL）		複雑性肺炎随伴性胸水，膿胸，がん性胸膜炎，リウマチ性胸水
LDH（上昇）		滲出性胸水全般（特に膿胸やがん性胸膜炎では上昇傾向が著しい）
ADA（＞40 IU/L）		リンパ球優位：結核性胸膜炎 好中球優位：肺炎随伴性胸水，膿胸
アミラーゼ（上昇）		P型：膵性胸水 S型：食道破裂，がん性胸膜炎
TG（＞110 mg/dL）		乳び胸
腫瘍マーカー（主にCEA，上昇）		がん性胸膜炎
ヒアルロン酸（＞10万 ng/mL）		悪性胸膜中皮腫

指導医：これはなかなか難しい質問だね．実は胸水の大家であるLight先生は肺炎随伴性〜膿胸
　　　　の胸水をClass1から7まで分類しているんだ（表5）[4]．Class4以上はドレナージが必要となる
　　　　ことが多いんだけど，Class1〜3との違いは何かな？

研修医：糖低下，pH低下という所見があるとよりドレナージが必要な状態に近くなるというこ
　　　　とですね．

指導医：正解！　もちろん，肉眼でみて明らかな膿だったり，エコー検査で多房化所見があった
　　　　りするときには，ドレナージが必要となるわけだけどね．あと，明らかな膿であるときに，胸
　　　　水pHを測定すると血液ガス測定機械が詰まって壊れてしまうことがあるから注意してね！　昔，
　　　　検査室の方に怒られたことがあるから（泣）．その（明らかな膿の）場合には，pHの値によら
　　　　ず必ずドレナージを行う必要があるため，測定は不要，と思っておいていいよ．

研修医：はい，気をつけるようにします！

② リンパ球優位の滲出性胸水 〜結核性胸膜炎〜

指導医：リンパ球優位の滲出性胸水の代表選手として，結核性胸膜炎の胸水所見について一緒に
　　　　考えてみよう．

研修医：結核性胸膜炎なので，胸水から結核菌が検出されたらそれでいいんですよね？

指導医：もちろんそうなったら話は簡単なのだけど，結核菌はなかなか胸水から検出されない場
　　　　合が多いんだよ．

研修医：それは意外でした．

指導医：組織採取のために胸膜生検を行うこともあるけど，侵襲度などの問題で，すべての症例
　　　　で実施できるというわけではないんだ．

表5 ● Lightの肺炎随伴性胸水の分類

Class	分類	特徴	分類
1	通常胸水	側面X線上10 mm以下の厚さ	胸腔穿刺の適応なし
2	典型的肺炎随伴性胸水	厚さ＞10 mm，糖＞40 mg/dL，pH＞7.2，グラム染色と培養が陰性	抗菌薬のみ
3	境界性肺炎随伴性胸水	pH 7.0〜7.2 or LDH＞1,000 IU/L，糖＞40 mg/dL，グラム染色と培養が陰性	抗菌薬とそれに続く胸腔穿刺
4	通常複雑性肺炎随伴性胸水	pH＜7.0 or 糖＜40 mg/dL or グラム染色か培養で陽性，明らかな膿がない胸腔	胸腔ドレナージと抗菌薬
5	高度複雑性肺炎随伴性胸水	pH＜7.0 or 糖＜40 mg/dL or グラム染色か培養で陽性，多房化している	胸腔ドレナージ，抗菌薬，フィブリン溶解剤を考慮
6	通常膿胸	明らかな膿が存在し，単房性	胸腔ドレナージ，抗菌薬，被膜剥離術を考慮
7	高度膿胸	明らかな膿が存在し，多房性	胸腔ドレナージ，抗菌薬，フィブリン溶解剤を考慮．しばしば胸腔鏡や被膜剥離術が必要

文献4より引用.

研修医：そうなんですか．そこでさっきでてきたADAが重要なのでしたっけ？

指導医：そうそう，リンパ球優位で胸水中のADAが上昇していると結核性胸膜炎の可能性が高くなるね．ADA 40 IU/Lをカットオフとして使うことが多いんだけど，結核性胸膜炎以外が原因となったリンパ球優位の滲出性胸水410例を解析した研究で，ADAがカットオフ以上となった症例はわずか1.7％（7例），陰性的中率は99％という報告があるんだ[5]．

研修医：つまり，リンパ球優位の滲出性胸水で胸水のADAが高ければ結核性胸膜炎の可能性が高くなるんですね！

指導医：そのとおり．高齢者の片側性胸水をみたときは，結核性胸膜炎の可能性も考えて胸腔穿刺を一度はトライしよう．その結果，リンパ球優位の滲出性胸水で胸水ADA高値だったら，結核性胸膜炎の疑いが強まるよ．

研修医：はい，肝に銘じておきます！

Lightの基準の落とし穴

研修医：胸水を抜いたらLightの基準で滲出性か漏出性かを鑑別するだけで大丈夫だと思い込んでいました．

指導医：実はLightの基準では，約25％の症例で漏出性胸水を滲出性胸水と誤って判断してしまうこともあるんだ[6]．また，うっ血性心不全の胸水を滲出性胸水と誤って判断してしまったケースを分析すると，Lightの基準を1項目のみ満たしたのが58％，2項目満たしたのが35％，3項目とも満たしたのが7％だったという報告[7]もあるよ．

研修医：Lightの基準を1項目のみ満たして滲出性胸水と判断したときにはちょっと注意が必要ということですね．

指導医：そうだね．なんでもそうだけど，診断基準に当てはめたら，はいそれで終わり！ということにはならないからね．思考停止に陥らないように気をつけよう．

研修医：はーい．

指導医：同じように，利尿薬を使用しているときは判断を慎重にね．利尿薬によって胸水の濃縮が起こり，明らかな漏出性胸水のはずなのにLightの基準を使うことで滲出性胸水と診断してしまって話がややこしくなってしまうこともあるから注意が必要だよ．

研修医：そういったときはどうすればいいのでしょうか？

指導医：その症例の臨床像，経過に当てはめて矛盾がないかどうか結果を吟味することはいうまでもないけど，裏技的な胸水評価法として，胸水T-cho/血清T-cho＞0.3，血清Alb－胸水Alb≦1.2 g/dLを滲出性胸水と判断する場合もあるよ[3]．

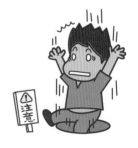

研修医：ありがとうございます！判断に困ったときには使ってみようと思います．

文 献

1) Sahn SA & Light RW：The sun should never set on a parapneumonic effusion. Chest, 95：945-947, 1989

2) Light RW, et al：Pleural effusions：the diagnostic separation of transudates and exudates. Ann Intern Med, 77：507-513, 1972

3) Light RW：Clinical practice. Pleural effusion. N Engl J Med, 346：1971-1977, 2002

4) Light RW：A new classification of parapneumonic effusions and empyema. Chest, 108：299-301, 1995

5) Jiménez Castro D, et al：Diagnostic value of adenosine deaminase in nontuberculous lymphocytic pleural effusions. Eur Respir J, 21：220-224, 2003

6) Porcel JM：Identifying transudates misclassified by Light's criteria. Curr Opin Pulm Med, 19：362-367, 2013

7) Bielsa S, et al：Solving the Light's criteria misclassification rate of cardiac and hepatic transudates. Respirology, 17：721-726, 2012

八木 一馬 (Kazuma Yagi)

けいゆう病院 呼吸器内科／慶應義塾大学医学部
呼吸器内科
胸水をそもそも抜いて調べるべきか，どんな疾患を疑っていてどのように検査項目を提出するのか，返ってきた検査結果をどのように解釈するのか．考えることがたくさんあって難しいと感じる先生も多いかと思います．もちろん胸水検査のみでは疾患の診断に至らないこともありますが，五感と知識をフル活用して胸水の評価を行い，患者さんのマネジメントの一助にしていけるとよいと思っています．

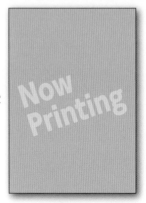

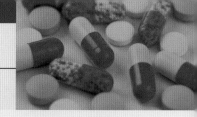

日常診療における片頭痛治療薬の使い方
急性期治療薬と予防療法薬について

大熊壮尚（聖マリアンナ医科大学東横病院 脳神経内科）

◆薬の使い方のポイント・注意点◆

- 片頭痛治療薬を適切に使用するには，片頭痛であることを正確に診断することが前提
- 急性期治療薬は主にトリプタン製剤から選択するが，それぞれの特徴に応じた服用方法が重要
- 1カ月間の発作頻度が2回以上あるいは6日以上あり，急性期治療のみでは日常生活への支障が改善できない場合には，予防療法の導入を検討することが重要

1. はじめに

　片頭痛治療薬には，急性期治療薬と予防療法薬があり，頭痛の重症度と1カ月間の発作頻度に応じて使い分けがなされている．特に急性期治療では，片頭痛のすみやか，かつ確実な改善が求められる．そして，片頭痛治療薬を適切に使用するには，片頭痛の診断を正しくしなくてはならないことを認識すべきである．

2. 片頭痛に対する急性期治療薬

　現在，本邦における片頭痛に対する急性期治療薬としては，アセトアミノフェン（カロナール®）や非ステロイド性抗炎症薬（NSAIDs）などの鎮痛薬およびトリプタン製剤が主にあげられるが，外来を受診してくる症例では，トリプタン製剤による治療が中心となることが多い．

　トリプタン製剤は，錠剤，点鼻薬，注射薬とそれぞれの用途に応じて多種類が存在する（**表1**）．片頭痛の病態では，血小板中のセロトニン（5-hydroxy-tryptamine：5-HT）の異常が指摘されており，トリプタン製剤は，このセロトニン受容体に対するアゴニストとして治療効果を発現する．またトリプタン製剤は，その作用発現効果に違いがあるため，それぞれの特徴に応じた服用方法がとられている．

3. 病歴聴取の重要性
1）診断のポイント

　トリプタン製剤を適切に使用するためにもっとも重要なことは，片頭痛の診断を正しく行うことである．そのためには，病歴聴取時に何を質問するかをあらかじめ学習しておくことが必要である．国際頭痛分類を使用することはもっともだが，外来時にいつも本を広げて聴取するのはなかなか難しい．私が，片頭痛と正しく診断するために心掛けている病歴聴取時のポイントは以下の通りである．

① 頭痛の発症前に前兆症状があるかどうか
② 頭痛の性状は，拍動性かどうか
③ 頭痛の部位はどこか，片側性か両側性か
④ 頭痛発症時には，悪心や吐き気などの随伴症状がみられるかどうか
⑤ 頭痛発症時には，流涙や結膜充血症状を伴っているかどうか
⑥ 頭痛発症時には，運動制限があるかどうか
⑦ どんなときに，あるいはどんな場所で頭痛が起きるのか
⑧ 女性の場合は，月経に関連しているかどうか
⑨ 1カ月につき何回頭痛が起きるのか
⑩ 鎮痛薬の効果があるかどうか

2）各ポイントの詳細

　前兆はなにも閃輝暗点ばかりではない．普段気にしない臭いが癪に障る，呂律が回らない，人混みや騒音が気になるなども前兆の1つであり，特に臭いについては片頭痛の前兆として特異度が高いとされる．一般的な片頭痛は，拍動性で，悪心や嘔吐などの随伴症状と運動制限を伴うことが，反復性緊張型頭痛と最も異なる点である．

表1 トリプタン製剤の比較

一般名	エレトリプタン	ゾルミトリプタン	スマトリプタン	ナラトリプタン	リザトリプタン	スマトリプタン点鼻	スマトリプタン注
商品名	レルパックス®	ゾーミッグ®	イミグラン®	アマージ®	マクサルト®	イミグラン®点鼻	イミグラン®注
剤形	錠剤	錠剤：口腔内崩壊錠	錠剤	錠剤	錠剤：口腔内崩壊錠	点鼻薬	皮下注射薬
用量	1錠：20 mg	1錠：2.5 mg	1錠：50 mg	1錠：2.5 mg	1錠：10 mg	1本：20 mg	1アンプル：3 mg
作用効能性の特徴	比較的速効性で持続時間も長く，全体的に作用が穏やかである	速効性はないが，持続時間は長い	作用は強く，速効性で，効能効果発現まで30分程度	速効性はないが，持続時間は長い	およそ1時間で血中濃度が最高になるため速効性がある	効能効果発現まで15分程度	効能効果発現まで5分程度
併用禁忌	HIVプロテアーゼ阻害薬				プロプラノロール		
併用注意	・マクロライド系抗菌薬 ・抗真菌薬 ・ベラパミル ・グレープフルーツジュース	・キノロン系抗菌薬 ・シメチジン					
重篤な肝機能障害	禁忌	慎重投与	禁忌	禁忌	禁忌	禁忌	禁忌
腎機能障害	可能	可能	慎重投与	慎重投与	血液透析患者は禁忌	慎重投与	慎重投与

文献1をもとに作成.

さらには，肩こり症状も片頭痛発症時に認められる場合があるため，「肩こり頭痛」イコール緊張型頭痛ではないということも認識する必要がある．流涙や結膜充血は片頭痛では認められず，群発頭痛や短時間持続性片側神経痛様頭痛発作（short-lasting unilateral neuralgiform headache attacks with conjunctival injection and tearing：SUNCT），頭部自律神経症状を伴う短時間持続性片側神経痛様頭痛発作（short-lasting unilateral neuralgiform headache attacks with cranial autonomic symptoms：SUNA）との鑑別点となる．

また片頭痛は，寝ているときには発症しない．起床時に発症することはあるが，頭痛が原因で睡眠から目覚めてしまうような場合には，睡眠時頭痛を考慮しなくてはならない．さらに入浴時，運動時あるいは性交時などに雷鳴様頭痛が生じた場合には，片頭痛ではなく，可逆性脳血管攣縮症候群を考慮する必要性を認識し，安易にトリプタン製剤を処方するようなことはしてはならない．

そして，気圧の低下や1日の温度差が5℃以上に

なるなどの気候変動により片頭痛が発症するか，頭痛が起きる場所の換気性すなわち二酸化炭素濃度が上昇しやすい環境に身を置いているかどうかなどについても聴取する必要がある．そのほか，月経に関連して片頭痛が発症する場合には，月経前期・中期・後期いずれの時期で起きやすいのかを聴取する．

3）診断後のポイント

最後に片頭痛と診断した場合には，発症頻度が月何回なのかを聞き，発作頻度が頻回で例えば月に2回以上あるいは6日以上であれば予防療法の導入を考慮すべきである．通常，頭痛を主訴に一般外来を受診する症例は，事前に市販の鎮痛薬やNSAIDsを服用している経験をもち，治療効果を認めないとする場合が多い．このため，トリプタン製剤の服用を前提とした治療計画を基本とする頻度が高い．

4．急性期治療薬の服薬指導

服薬指導をする場合は，「池に石を投げると波紋が起きます．この波紋を頭痛としたとき，波紋が広が

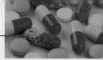

りきらないうちに，すなわち片頭痛を発症したら可能な限りすみやかに，できれば15分以内にトリプタン製剤を服用することが望ましいです」と指導している．ただし，トリプタン製剤服用にあたっては，拡張した血管を収縮し，血圧を上昇させる作用があるために**コントロール不良の高血圧症を有する症例には使用してはならない**．

5．急性期治療薬：
　　日常診療での使い分け

私が実際に外来で施行している急性期治療薬の使用方法について供述する．

悪心や嘔気症状などの随伴症状が軽度でかつ初診時の症例では，比較的副作用の少ないエレトリプタン（レルパックス®）かゾルミトリプタン（ゾーミッグ®）を使用している．エレトリプタンは1回1錠20 mgで，追加投与する場合は1日40 mgまで，ゾルミトリプタンは，1回1錠2.5 mgで，追加投与する場合は，1日10 mgまで使用可能である．ともに治療効果の作用時間が長いことを特徴とする．

片頭痛の重症度が的確に判断できず，片頭痛発症時にすみやかな服薬が可能な環境にある症例については，スマトリプタン（イミグラン®）を使用している．1回1錠50 mgで，追加投与する場合は1日200 mgまで使用可能である．さらには片頭痛の発作が寝込んで吐き続けるような重度である症例では内服が困難と判断し，スマトリプタンの点鼻薬や注射薬を選択する．ただし，どちらも効能効果の発現までに要する時間が10～15分程度と早い反面，動悸などの副作用が出現しやすいことをあらかじめ説明しておく必要がある．

起床時からの片頭痛の発症頻度が高く，悪心が強い症例に対しては，リザトリプタン（マクサルト®）の使用を勧める．リザトリプタンは服薬タイミングが多少遅くとも治療効果を認めやすく，悪心があっても吸収・効果発現が遅くなりにくいという特徴をもつトリプタン製剤で，1回1錠10 mgで追加投与する場合は1日20 mgまで使用可能である．

なお1)～3)のトリプタン製剤を2度目に使用する場合は，必ず1度目の服用から2時間以上あけることを指導する必要がある．

月経関連片頭痛の症例については，片頭痛発症時に，イブプロフェン（ブルフェン®）1回1錠200 mgとナラトリプタン（アマージ®）1回1錠2.5 mgを同時に服用することを勧めている．

ナラトリプタンは，効果発現までに時間がかかり速効性に欠ける反面，半減期が5.5時間とほかのトリプタン製剤に比較して最も長いことが特徴である．効果不十分の場合には1日5 mgまで使用可能で，2度目の服薬は4時間以上あけることが必要となる．

イブプロフェンは中等度までの片頭痛には効果があるため，本薬剤を併用することで，ナラトリプタンの速効性がないという欠点を補うことが可能である．すなわち月経期間中に両薬剤を併用することにより，速効性と効能時間の長さという2つの治療効果が期待される．

おおむねトリプタン製剤はこのように使い分けているが，実際個人によっては，選択したトリプタン製剤の効果が得られない症例にも遭遇する．そのようなときには，片頭痛の診断が正確であれば，必ず治療効果を認めるトリプタン製剤が存在すると考え，使用しているトリプタン製剤を変更して，治療効果を確認する．さらに片頭痛発症時は，腸管の蠕動運動が低下して，悪心や嘔気が生じるため，ドンペリドン（ナウゼリン®）1回1錠10 mgを併用することも有効である．併用禁忌薬や各トリプタン製剤の副作用については**表1**を参照されたい．

6．予防療法の実際
1）通常の片頭痛予防療法

エビデンスがあり，推奨度の高い予防治療薬を**表2**に示す．通常，片頭痛の予防療法では，「慢性頭痛の治療ガイドライン2013」にも掲載されているように，塩酸ロメリジン（ミグシス®）1回1錠5 mgを朝夕2回から開始して，効果がない場合には1日20 mgまで増量する．あるいは抗てんかん薬としてのバルプロ酸（デパケン®R）を1回1錠200 mgを

表2 エビデンスと推奨グレードが共に高い予防治療薬

薬剤：（ ）は商品名		初回推奨用量	使用にあたり認識すべき事項
抗てんかん薬	バルプロ酸（デパケン®）	1回200 mg 1日2回	妊娠可能年齢の女性には原則投与しないこと
	トピラマート（トピナ®）	1回50 mg 1日1回	保険適用外である．慢性片頭痛に対し有効
抗うつ薬	アミトリプチリン（トリプタノール®）	1回10 mg 1日1回	片頭痛に対する保険適用外使用を認める
β遮断薬	プロプラノロール（インデラル®）	1回10 mg 1日2回	リザトリプタン（マクサルト®）との併用禁忌
Ca拮抗薬	ロメリジン（ミグシス®）	1回5 mg 1日2回	妊娠中および妊娠中の可能性のある女性には禁忌
	ベラパミル（ワソラン®）	1回40 mg 1日3回	片頭痛・群発頭痛に対する保険適用外使用を認める

文献1をもとに作成．

朝夕2回服用する．ただしバルプロ酸は催奇形性があるために，妊娠中および妊娠の可能性がある症例に対しては禁忌である．

さらに慢性片頭痛の予防薬としては，トピラマート（トピナ®）がバルプロ酸と同様に効能効果があるとされるが，わが国での保険適応は承認されていない．

2）特徴のある片頭痛に対する予防療法

この項では，前述した基本的な予防療法ではなく，特徴のある片頭痛に対する予防治療，すなわち起床時に起こる場合や気象変動に左右される場合，月経関連片頭痛の場合に私が実際に臨床の場で行い，予防効果が認められている治療法を記す．それは，片頭痛の発症を可能な限り抑制できた方が患者にとって有意義だと考えるからである．

まずは起床時に起こる片頭痛に対しては，飲酒をしている場合には寝酒を控えるよう指導し，アミトリプチリン（トリプタノール®）を1回5～10 mg 1日1回（眠前）服用させると効果を認めることが多い．アミトリプチリンは眠気とふらつきが生じるため，その旨を説明したうえで0.5錠（5 mg）から開始してみるとよい．

また気象変動，特に**気圧低下に左右される片頭痛**は，低気圧が接近してくる場合に発症しやすい．関東に居ながらにして近畿，東海地方の悪天候がわかるといった具合であり，天気予報をみながら気圧低下を予測したうえで，塩酸ジフェニドール（セファドール®）1回25 mgと五苓散1回2.5 gを1日2回（朝夕），気圧が低下しはじめる時期に服用すると予防効果が高い．粉薬を苦手とする症例に対しては，塩酸ジフェニドール1回25 mg 1日3回を単独で服用することを勧めている．なお，塩酸ジフェニドールの効能作用は，疼痛モデル動物の痛覚過敏行動は気圧を低下させると増強するが，この効果は内耳を破壊した動物では消失するという事実を臨床に応用したものである．五苓散は，細胞膜にあるアクアポリンを介して行われている水分代謝を抑制することから，気圧低下による脳浮腫を軽減させる考えて使用している．そのほか片頭痛は，夏季や冬季など紫外線の強い時期に誘発されやすい．このためサングラスを着用させることで一定の予防効果が得られていて，特に前兆のある片頭痛症例で有効である．

さらに月経関連片頭痛では，月経周期が規則正しくないと難しい場合もあるが，月経が起こる1週間前より，当帰芍薬散を1回2.5 g 1日1包ずつ，月経終了時まで服用することで予防効果が認められる頻度が高い．私が，月経関連片頭痛症例に対して，月経期間前から月経終了時の期間でエストラジオールの血中濃度を当帰芍薬散服薬前後で調査したところ，服薬後エストラジオールの血中濃度の上昇が軽度認められていた．当帰芍薬散には，月経中低下するエストラジオールの血中濃度を上昇する働きがあり，月経関連片頭痛の予防治療に役立っているのではないかと推察している．

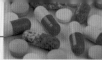

7. おわりに

　典型的な片頭痛に対しての治療薬の使い方は,「慢性頭痛の診療ガイドライン 2013」にのっとって施行すればさほど実臨床の場で困ることはないであろう.片頭痛の発症を可能な限り抑えること,また発症した際にすみやかに対処できるような薬物指導をすることが,頭痛診療に携わる医師に求められていると考える.

文 献

1）「慢性頭痛の診療ガイドライン 2013」(日本神経学会,日本頭痛学会/監,慢性頭痛の診療ガイドライン作成委員会/編),pp114-121, 145-153,医学書院,2013

2）Headache Classification Committee of the International Headache Society (IHS) The International Classification of Headache Disorders, 3rd edition. Cephalalgia, 38:1-211, 2018

3）Gendolla A:Early treatment in migraine:how strong is the current evidence? Cephalalgia, 28 Suppl 2:28-35, 2008

4）Okuma H, et al:Examination of fluctuations in atmospheric pressure related to migraine. Springerplus, 4:790, 2015

5）矢数芳英:漢方の歩き方 レーダーチャートで読み解く痛みの治療戦略 第10回.LiSA, 21:662-670, 2014

6）佐藤 純:気象変化による慢性痛悪化のメカニズム.日本生気象学会雑誌, 40:219-224, 2003

【著者プロフィール】
大熊壮尚（Hirohisa Okuma）
聖マリアンナ医科大学東横病院 脳神経内科 特任教授
神経内科専門医/指導医・頭痛認定専門医/指導医
自分も若いときに片頭痛に苦しみました.今はそのときの痛みを忘れないように,片頭痛に苦しんでいる患者さんたちの立場になって,よりよい治療が提供できるように心がけて頭痛診療を行っています.

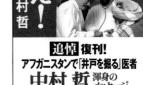
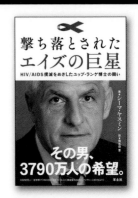

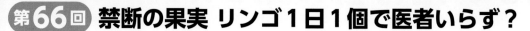

こんなにも面白い **医学の世界**

へぇ そうなんだー

からだのトリビア教えます

中尾篤典
（岡山大学医学部 救命救急・災害医学）

第66回 禁断の果実 リンゴ1日1個で医者いらず？

　リンゴはアダムとイブが食べた禁断の果実であるという説があります．スティーブ・ジョブズ氏は，自分が創立した会社を「アップル」と命名しました．また，最近では「リンゴダイエット」なるものも出てきました．このように一般にリンゴにはよいイメージがあります．1866年頃からイギリスのウエールズ地方で "An apple a day keeps the doctor away"（1日1個のリンゴで医者いらず）という諺が言われはじめ，これ以来リンゴは民衆の健康習慣の象徴のように思われてきました[1]．

　リンゴは，豊富な食物繊維やビタミン，ミネラル，フラボノイドの一種であるクェルセチンを含んでいて，ダイエットや心血管系疾患，がんに対する効果まで報告されています．しかし，これらの研究ではかなり偏ったリンゴの食べ方をしていて，日常生活に応用できるようなものではありません．

　もう少し現実的に，健康な人も含めた一般人がリンゴを1日1個以上食べると本当に医者いらずになるのか，を調べた研究があります[2]．全米健康栄養調査で18歳以上の8,399人を対象に，摂取した食べものを思い出して記述してもらい，過去1年間の保健医療サービス（入院，メンタルヘルスの専門家の受診）の利用，過去1カ月間の処方薬の使用を調べています．リンゴを毎日1個以上食べていた人は753人（9％）であり，非常食者の7,646人（91％）と統計学的に人種や性別，年収などで調整し比較すると，両者の健康状態に差はみられませんでした．しかし，2010年に米国の成人が支払った処方薬代に基づいて推算すると，1年間の処方薬の購入金額は，リンゴ常食者が1人あたり1,698ドルであったのに対して，非常食者は1,925ドルであり，もし米国の成人2億3,460万人全員がリンゴ常食者なら，処方薬に対して支払う金額は年間472億ドル少なくなるそうです．一方で，リンゴ非常食者が常食者になった場合に必要なリンゴ代は総額約280億ドルかかるので，米国の成人全員がリンゴを常食すれば年間192億ドルの薬代が節約できる，という少し強引な結論が導かれています．

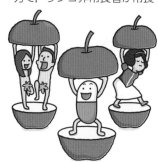

　「1日1個のリンゴで医者いらず」は事実ではなかったのですが，この研究結果は将来的な国民の健康問題を解決し，医療費を削減するための重要なヒントであるかもしれません．米国の元国務長官で大統領の有力候補にもなったヒラリー・クリントン氏が，この結果に大変興味をもっていたというのは，有名な話です．

文　献
1) Phelps CE：An apple a day. A futuristic parable. N Engl J Med, 330：797–799, 1994
2) Davis MA, et al：Association between apple consumption and physician visits：appealing the conventional wisdom that an apple a day keeps the doctor away. JAMA Intern Med, 175：777–783, 2015

※本連載はWEBでもご覧いただけます：https://www.yodosha.co.jp/rnote/trivia/index.html

現役のメンターが
やさしく教える

アカデミア
〜みんなで学問する〜

Hifumi Toru
一二三 亨
聖路加国際病院 救急部・救命救急センター

第2回
よい指導者の見つけ方

研修医の先生にとってのアカデミアとは，**自ら学ぶというよりもよい指導者のもとで学ぶも**のと捉えるほうがよいと私は思っています．もちろん，自ら進んで取り組むことができる先生は，それで十分に素晴らしいと思います．

今回の話は，私がよい指導者である，ということでは決してありません．私だったらこんな指導者に教わりたいなあ…という希望や，実際に若い先生とやりとりをしているなかでの経験をもとに原稿を書かせてもらっております．

そもそも "よい" とは??

これは**究極の問い**です．例えば，中学のときによく怒られた先生に対して，その当時は本気で反発していましたが，後から振り返るとあんなよい先生はほかにはいなかったなぁ…みたいなことを思ったりもします．つまり，短期的と長期的では "よい" の基準が違うんですね…．

本当の意味での "よい" は長期的に先生方が医師として大きく成長する手助けをしてくれる先生なのかもしれませんが，今回はどちらかというと長期的ではなく，**短期的にアカデミアで成長できる指導者**をよい指導者としたいと思います．

私がアカデミアの指導で心がけていること

私自身，アカデミアで若手の先生と一緒に何かを考えていく際，次の2つに気をつけています．

1. コミュニケーションをよくとること
   →何に困っているかを共有して，気づかせてあげること

2. なるべくすぐに返事をすること
   →リズムをつくってあげること

　以下に1つの実例を紹介します．私と大学院生とのメールのやりとりです（図1, 2）．これはメールですが，普段の何気無い会話でも"気になっているのは…"という言葉をわれわれはよく発しています．この"気になっていること"がすべてアカデミアの大元となります！　実際の臨床で気になることってたくさんありますよね．昼ご飯を上級医と一緒に食べるときなどに，もしかしたら何気なく聞いているかもしれませんね．それを**指導者が見過ごさずに拾い上げられるかどうか**，研修医の先生にとってのアカデミアはそこにかかっています．なので…とにかくコミュニケーションをよくとって，何に困っているのか，また何がリサーチクエスチョンとして適当なのかを判断して，本人に**"気づかせる"**必要があります．

　また，アカデミア領域では若手の先生が**本当に簡単なことでつまずいて，それ以上先に進めなくなっていること**がよくあります．そこで研修医の先生からの質問に対しては，すぐに返事をすることで，**先に進ませてあげる，リズムをつくってあげる**ことが重要です．なので，**研修医の先生は，普段から気軽に話ができて，わからないことを聞いたらすぐに返事がくるような先生**を探すとよいですね．時によっては，お互いに返事が早く，早朝に一気に話が進むこともあります（24時間対応しているわけでは決してありません）．

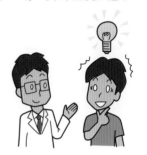

よい先生の探し方

　なかなか，これと言った方法はありません．研修医の先生方は食事に行く際に美味しいお店をどうやって探しますか？　例えばミシュランガイドなどで3つ星だと，このお店は美味しいのでは，と思いますよね．アカデミアの場合，よい先生の世界的なランキングなどは当然存在しません．

　ただ，信頼性があって継続的にup dateされているものとしては，例えば…**PubMedを検索してみる**のも1つだと思います．

○○○○<xxxxxxxx@xxx.jp>
🔒To 自分 ▾
△△△先生

ありがとうございます。
自分の中で気になっていたのは、
・非ショック（BP 90〜160）の患者が血圧があがる因子は？　薬剤？　挿管者？　BMI？
・ショックorショックに近い患者（敗血症、多発外傷）、いわゆる慎重にしたい患者で血圧があがりすぎる因子は？　やはり薬剤？　鎮静？　鎮痛？
というものがありました。
解析もしていないので何とも言えませんが…。

週明けのデータをもとに、早めに事務局に研究案をだしたいと思います。

○○

図1 ● 大学院生から私へのメール

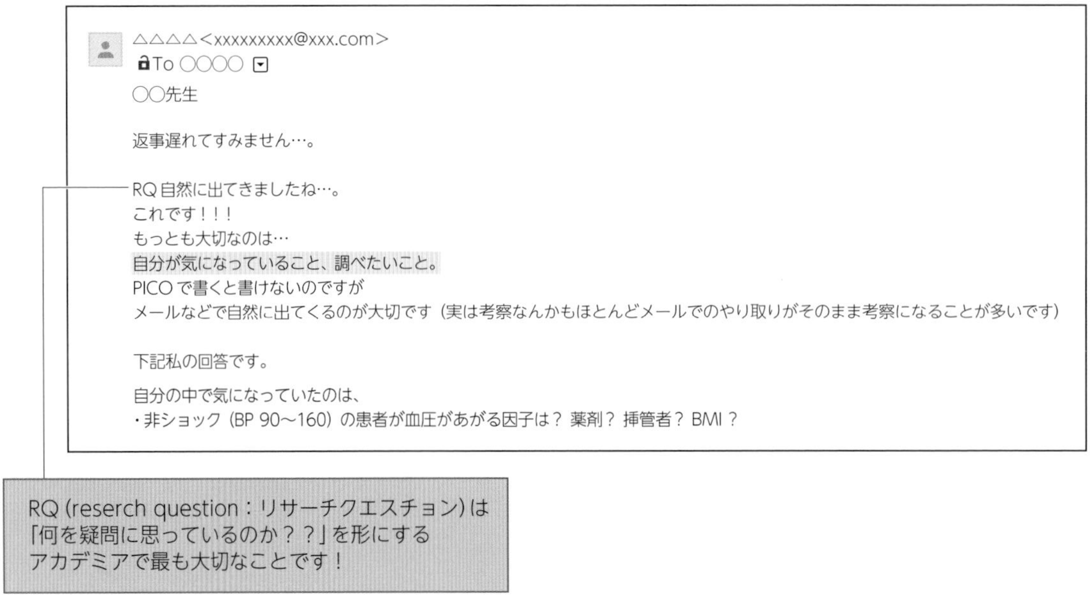

△△△△ <xxxxxxxxx@xxx.com>
🔒To ○○○○ ▼
○○先生

返事遅れてすみません…。

RQ 自然に出てきましたね…。
これです！！！
もっとも大切なのは…
自分が気になっていること、調べたいこと。
PICO で書くと書けないのですが
メールなどで自然に出てくるのが大切です（実は考察なんかもほとんどメールでのやり取りがそのまま考察になることが多いです）

下記私の回答です。

自分の中で気になっていたのは、
・非ショック（BP 90～160）の患者が血圧があがる因子は？ 薬剤？ 挿管者？ BMI？

RQ (reserch question：リサーチクエスチョン) は
「何を疑問に思っているのか？？」を形にする
アカデミアで最も大切なことです！

図2 ● 私からの返信メール

　ポイントはauthor listの2番目の名前です（図3）．First authorにばかり目が行きますが，**Second authorは実際に教えたり，指導したりした人**であることが多いです．また**Corresponding authorは責任著者**（コレスポンディングオーサー，略してコレスポともいい，実際の論文を見ると書かれています）ともいわれる最も大切な著者となりますので，このSecond authorとCorresponding authorをこなしている指導者はある意味で経験豊富といえます．

　あとは…40歳ぐらいかそれより若い先生がよいですね．あまり偉い先生だとお忙しくてなかなか時間を割くことが難しいので．またなるべく臨床をやっている先生がよいです．最初に伝えましたが，"気になっていること"＝アカデミアの泉はあくまでも日常臨床から湧いてくるものです．研修医の先生と根本的な価値観が共有できていないとなかなか難しいかもしれません．

よい先生には，どこに行けば会える？

　まずは**今いる施設で探す**ことをお勧めします！ 結婚相手でもそうですが，**意外と身近に一番適任なよい先生がいらっしゃる**と思います．

　なかには…**講演会などをよくされている有名な先生**などの方がよい，と思われる研修医の先生がいるかもしれません…．実際，私の経験ですが，統計の講演会を聞きに行って，名刺交換をした際には"いつでもなんでも相談して…"といわれたので後日相談してみたところ，今アメリカにいて大切な講義の準備に時間がかかっているから対応できない，みたいなメールをもらったことがあります．もちろんお忙しいので，しかたないのですが…．やはり，親身になって考えてもらうためには自施設の先生を徹底的に探すことが大切です！！

> Circ J, 83 (12), 2479-2486　2019 Nov 25

**Association Between Prehospital Supraglottic Airway
Compared With Bag-Mask Ventilation and Glasgow-
Pittsburgh Cerebral Performance Category 1 in
Patients With Out-of-Hospital Cardiac Arrest**

Keisuke Jinno, Toru Hifumi ... Japanese Circulation Society Resuscitation Science
Study (JCS-ReSS) Group
+ expand
PMID: 31645507　DOI: 10.1253/circj.CJ-19-0553

Second author はここを見ます！

Received June 28, 2019; revised manuscript received September 2, 2019; accepted September 24, 2019; J-STAGE Advance Publication
released online October 22, 2019　Time for primary review: 52 days
Emergency Medical Center, Kagawa University Hospital, Kagawa (K.J., T.O., Y.K.); Department of Emergency and Critical Care
Medicine, St. Luke's International Hospital, Tokyo (T.H.); Division of Cardiovascular Care Unit, Department of Cardiovascular
Medicine, National Cerebral and Cardiovascular Center, Osaka (Y.T.); Department of Epidemiology and Biostatistics, National
Center of Neurology and Psychiatry, Tokyo (N.Y.); Shizuoka General Hospital, Shizuoka (H.N.); Department of Cardiology,
Resuscitation and Emergency Cardiovascular Care, Surugadai Nihon University Hospital, Nihon University School of Medicine,
Tokyo (K.N.); Department of Cardiovascular Medicine, Toho University Faculty of Medicine, Tokyo (T.I.); Cardiovascular
Medicine, Kawaguchi Cardiovascular and Respiratory Hospital, Saitama (N.S.); and Department of Cardiovascular Medicine,
Kyushu University Faculty of Medical Sciences, Fukuoka (H.T.), Japan
Mailing address: Toru Hifumi, MD, PhD, Department of Emergency and Critical Care Medicine, St. Luke's International Hospital,
9-1 Akashi-cho, Chuo-ku, Tokyo 104-8560, Japan. ███████████████

Circulation Journal　Vol.83, December 2019

この部分，がコレスポです

図3 ● PubMedを使った探し方

また，全くアカデミアとは関係ない方法としては，**研修医
の先生を対象とした臨床セミナーなどの泊まりがけの勉強会
で1日目の夜に開かれる"飲み会"**などがあると思います．
そのような会で少し相談してみて，なんとなくこの先生いい
なあ…と思えば思い切ってアカデミアの指導者になってもら
えませんか？ といってみるのもよいと思います．やはり人間
同士なので，フィーリングが大切です．

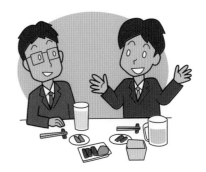

相手のことを考える？

私もそうでしたが，お正月などの区切りの前に論文であれば指導医に提出して一段落とした
いですよね．あと，連休中なんかも少し時間ができたら論文とかを書いてみて，指導医にみて
もらいたいですよね…．ただ，指導医も決して神ではありません…．私が強調したいのは休み
の前に論文指導をお願いしてはいけないということでは決してありません…．**少しだけ相手の
ことを考える**，ということの重要性をお伝えしたいのです．これは日常臨床のみならず，アカ
デミアできわめて重要です．**指導医以外にも論文の査読者や読者のことを考えるようになれる**
と大きな階段を1つ登ったといえます．

アカデミアはどうしても独りヨガリになります…．「私がこれくらい頑張ったから…こんなにしんどい思いをしているのは世界で私だけ…私のおかれた状況を誰も理解してくれない…だから私の発表の隅を突いてくるＡ先生はきっと性格が悪いに決まっている！！」

このようなときに，周りの先生がいってくれる指摘を素直に聞き入れるような心をもっていれば，自ずとよい指導医に巡り会えるかもしれませんね．そう考えると，よい指導者を見つける，出会うということは，研修医の先生方が常日頃から素直に指導医の意見に耳を傾けて，少しだけ相手のことを考えて目の前の課題に取り組んでいればそれほど難しいことではないと思います．

今回のまとめ

● 指導者としては，話をしやすくて，返事がすぐに返ってくる先生がおすすめです

● Second author と Corresponding author をたくさんやっている先生は経験豊富

● できれば自分の施設で，もしいらっしゃらなければ，セミナーの"飲み会"などで自分にあった先生を探し，気になっていることをどんどん聞きましょう

● 素直に指導者の意見に耳を傾けて，少しだけ相手のことを考えて目の前の課題に取り組んでいれば，よい指導者に必ず巡り会うでしょう

一二三 亨
聖路加国際病院 救急部・救命救急センター
普段の臨床で多くの疑問があると思います．
それを解決できる手段がアカデミアです．

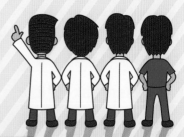

救急診療・研修生活の お悩み相談室

Dr.志賀と3人の若手医師：カルテットがサポートします！

監修 志賀 隆　執筆者 竹内慎哉，千葉拓世，東 秀律

第4回　災害時，研修医にできること

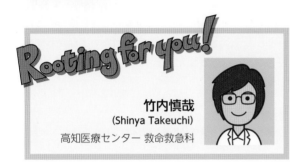

竹内慎哉
(Shinya Takeuchi)
高知医療センター　救命救急科

　研修がはじまってからもうすぐ1年，4月からは新たに研修医が入ってくるので，私ももう先輩．いいですなー，「せ・ん・ぱ・い」っていうこの響き！ とニヤニヤしながら当直していると…ズン！ ユサユサ，グラグラグラ！ 大きな地震が発生．

　さぁ，あなたには何ができますか？

災害時は「CSCATTT」

　近ごろ，地震や台風など災害が多いように感じるのは気のせいでしょうか？ そのような災害時にわれわれは何ができるのでしょうか？ そもそも，平時と同じ医療を提供することはできるのでしょうか？

　平時は医療資源の需要と供給のバランスが取れていますが，災害時は圧倒的に需要が多くなります．数少ない資源を院内だけでなく地域単位でどう利用するか，を考える必要があります．災害時に体系的な医療救護活動を行うための基本は「CSCATTT」[1]と表されます．これは地震などの広域災害だけでなく，バスや電車な

どの事故で多数疾病者がいる場合の局地災害でも同様です．

Command and control （指揮，統制）

　これは基本的には院内災害対策本部やDMATなどが行います．平時とは状況が異なるため，新たな指揮命令系統の確立（縦の連携）が必要です．自分が誰の指示のもとに動けばよいのか，という点は把握しておきましょう．また，消防や県庁などほかの関係機関との横の連携を示すのが統制です．

できること：自分が所属している組織のボスの把握

Safety（安全）

　① 自分自身（self），② 現場（scene），③ 生存者（survivor）の3Sで安全を確保します．自分（家族も含む）の安全を確認したうえで，はじめて生存者の安全を考えることができますよね．

できること：まずは自分・家族の安全確保！

Communication（情報伝達）

　組織間の横の情報伝達が重要です．携帯電話，TV，ラジオ，ネット，災害時優先電話，衛星電話などで現状把握や現状の発信を行います．院内の伝達には伝令役などが有用な場合もあります．

できること：自分の情報を上司に報告する．場合に

よっては伝令役も務める

Assessment（評価）

災害現場の評価として，負傷者の数と傷病の種類，緊急度・重症度を把握します．また，自施設の状況（電気や水道の状況，空床管理，スタッフのケアなど）を継続的に評価・発信していきます．

できること：数の把握などを依頼されたら行う

Triage（トリアージ）

傷病者の重症度を，正しく判断し（right patient），適切な場所へ（right place），適切な時間内に（right time）に搬送する必要があります．そのためにSTART（simple triage and rapid treatment）法（図），PAT（physiological and anatomical triage）法（表）などが用いられます．

できること：START法，PAT法によるトリアージ

Treatment（治療）

「できる限り多くの傷病者に最善を尽くす」これが災害時の医療活動の目的です．いつも通り「全症例に全力投球」というわけにはいきません．特に現場では，「傷病者を医療機関まで搬送可能な状態を維持できる」ことを目的とします．

できること
　：治療（重症，中等症，軽症）ブースでの活動

Transport（搬送）

搬送の目的も，傷病者を適切な時間内に，適切な場所に運ぶことになります．自衛隊機などの場合は基本的には家族が付き添えないので，家族との連絡には十分注意が必要です[2]．

できること：搬送のつきそい

まとめ

災害はいつ，どこで起こるかわかりません．基本的には安全を確保して，所属長の指示に従い，組織としての活動を意識しましょう．研修医も「医師」であり，診断，治療など，医師しかできないことは積極的に行いましょう．ただ，決して無理はしないようにしてくださいね．自分にも大きなストレスがかかっていることを忘れずに！

文　献

1）「改訂第5版 救急診療指針」（日本救急医学会/監，日本救急医学会指導医，専門医制度委員会，日本救急医学会専門医認定委員会/編），へるす出版，2018
2）Auerbach PS, et al：Civil-military collaboration in the initial medical response to the earthquake in Haiti. N Engl J Med, 362：e32, 2010

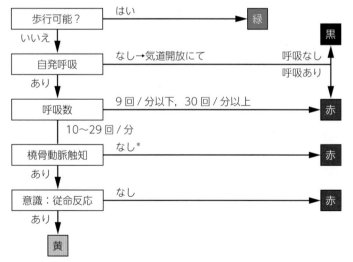

図　START法による1次トリアージ
文献1より引用．

表　PAT法による二次トリアージ

区分	評価内容	傷病状態／病態	優先順位の判断（トリアージ）
第1段階	生理学的評価	・意識：JCS2桁以上，GCS合計点8以下 ・呼吸：9回/分以下または30回/分以上 ・脈拍：120回/分以上または50回/分未満 ・血圧：収縮期血圧90 mmHg未満または200 mmHg以上 ・SpO2：90%未満 ・その他：ショック症状 ・低体温（35℃以下）	左記に該当する場合には，赤（区分Ⅰ）と判断する
第2段階	解剖学的評価	・（開放性）頭蓋骨骨折 ・頭蓋底骨折 ・顔面，気道熱傷 ・緊張性気胸，気管・気道損傷 ・心タンポナーデ，緊張性気胸 ・緊張性気胸，気管損傷 ・気胸，血気胸，フレイルチェスト ・開放性気胸 ・腹腔内出血・腹部臓器損傷 ・骨盤骨折 ・両側大腿骨骨折 ・頸髄損傷（四肢麻痺） ・デグロービング損傷 ・圧挫（クラッシュ）症候群 ・重要臓器・大血管損傷に至る穿通性外傷 ・専門医の治療を要する切断肢 ・専門医の治療を要する重症熱傷	
第3段階	受傷機転	・体幹部の挟圧 ・1肢以上の挟圧（4時間以上） ・爆発 ・高所墜落 ・異常温度環境 ・有毒ガスの発生 ・特殊な汚染（NBC）	左記に該当する場合には，一見軽症のようであっても黄（区分Ⅱ）と判断する
第4段階	災害時要援護者（災害弱者）の扱い	・小児 ・妊婦 ・基礎疾患のある患者 ・高齢者 ・旅行者 ・外国人（言葉の通じない）	左記に該当する場合には，必要に応じて黄（区分Ⅱ）と判断する
			上記以外を緑（区分Ⅲ）と考える

文献1より引用.

Dr. Shiga's Comment!

　　　　長い医師人生のなかでは，必ず災害対応の現場に遭遇するものです．災害時にどれだけよい対応ができるかは平常時の際に災害訓練をしているか？ 災害対応の知識を学んでいるか？ にかかっています．
ですので災害訓練や机上訓練の機会があれば，研修医とはいっても積極的に参加しておくとその後の医師人生に役立つと思います．

　　　　　　　　　　　ツイッターをしております，御覧ください　http://twitter.com/TakSugar

お悩み募集　読者の皆さんも，救急診療・研修生活のお悩みをカルテットに相談してみませんか？
投稿はこちらまで：rnote@yodosha.co.jp（ご意見・ご感想でもOKです）

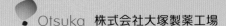
Otsuka 株式会社大塚製薬工場

輸液療法シリーズ シリーズ監修：日本医科大学 名誉教授／医療法人社団やよい会 理事長　飯野靖彦

輸液の基本と電解質異常の診かた

輸液の体内分布や酸塩基平衡異常の判断などの基本知識とNa・Kの
電解質異常の診かたについて，3回にわたり解説します

聖マリアンナ医科大学 腎臓・高血圧内科 講師　**今井直彦**氏
日本医科大学 名誉教授／医療法人社団やよい会 理事長　**飯野靖彦**氏

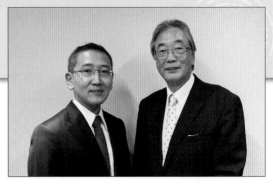

今井氏　　　　　　　飯野氏

第1回
輸液の基本

飯野：今回は，聖マリアンナ医科大学 腎臓・高血圧内科の今井直彦先生に「輸液の基本的アプローチ」について教えていただきます．第1回は「輸液の基本」，第2回は「低Na血症」，第3回は「低K血症・高K血症」についてお伺いしたいと思います．

　まず，1回目は「輸液の基本」についてお話しいただきます．

1 輸液の体内分布

飯野：今井先生は，以前にコロンビア大学，ミネソタ大学など，海外でレジデントフェローをやっていらしたそうですね．私も米国で電解質の診かたにすごく刺激を受けました．米国と日本の輸液の事情はかなり違うと感じましたが，先生が行かれた頃はどうでしたか．

今井：米国で一番驚いたのが，輸液の種類が少ないということです．日本では種類がたくさんあり，どれを使うか迷うことが多かったのですが，米国で基本的に使っているのは，生理食塩液，乳酸リンゲル液，1/2生理食塩液，5％ブドウ糖液の4種類です．

飯野：日本では，維持液など種類が多くありますね．先生は種類が多い方が使いやすいとお考えですか．

今井：ベテランになれば，どれでも使いこなせるようになると思いますが，研修医の先生は種類が多いと迷ってしまうことがあると思います．なので，最初は基本である生理食塩液と5％ブドウ糖液をきちんと使えるようになるのがいいと思います．

飯野：では，生理食塩液と5％ブドウ糖液の特徴を教えてください．

今井：まず，生理食塩液は0.9％食塩水です．1Lに9gのNaClが入っていて，NaとClの濃度がそれぞれ154mEq/Lとなっています．

飯野：血液のなかには，K，Mg，Ca，Pなど，様々な電解質が入っていますが，生理食塩液は生理的といえるのでしょうか．

今井：細胞外液補充液としては乳酸リンゲル液の方がより生理的です．少量使う場合には，そこまで気にする必要はないと思いますが，大量輸液をする際には，生理食塩液は代謝性アシドーシスを惹起してしまうという問題が近年取りざたされています．

飯野：では5％ブドウ糖液はどういうものですか．

今井：5％ブドウ糖液は，体液と等浸透圧で溶血を起こさないように調整された輸液です．ブドウ糖は体内ですぐに代謝されてしまうので，結果的に水を投与したことと同じになります．

飯野：これらの輸液が体内に入ると，どのように分布するのでしょうか．

今井：まず，体液の分布から考えてみますと，体液は細胞内液と細胞外液に大きく分かれています．それが2対1の比になっており，細胞内液の方が多いのが特徴です．細

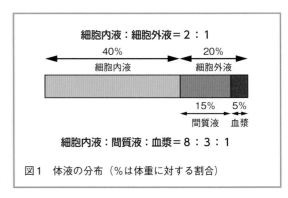

図1　体液の分布（％は体重に対する割合）

提供：今井直彦先生

胞外液は，３対１の割合で間質液と血漿に分かれています．ですから，体液中の細胞内液と間質液と血漿の割合は，８対３対１になります．この割合は「野菜（ヤサイ）」と覚えてください（図1）．次に，生理食塩液と５％ブドウ糖液をそれぞれ１L投与したときの体内分布を図2に示します．この体内分布を考えますと，細胞外液の補充には生理食塩液，細胞内液の補充には５％ブトウ糖液が適しているといえます．具体的には"脱水"の治療において，この２つの輸液の体内分布の違いが重要となります．

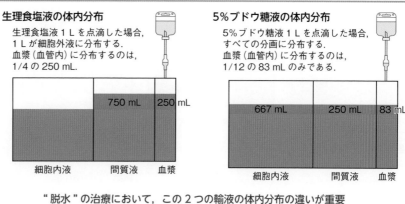

生理食塩液の体内分布
生理食塩液１Lを点滴した場合，１Lが細胞外液に分布する．血漿（血管内）に分布するのは，1/4 の 250 mL.

750 mL　250 mL

細胞内液　間質液　血漿

5％ブドウ糖液の体内分布
5％ブドウ糖液１Lを点滴した場合，すべての分画に分布する．血漿（血管内）に分布するのは，1/12 の 83 mL のみである．

667 mL　250 mL　83 mL

細胞内液　間質液　血漿

"脱水"の治療において，この２つの輸液の体内分布の違いが重要

図2　生理食塩液と５％ブトウ糖液を投与したときの体内分布の違い

提供：今井直彦先生

2 ２つの脱水とその治療

飯野：それでは，脱水の治療について症例を用いて解説していただけますか．

今井：症例１と症例２の症状をご覧ください（図3，4）．

飯野：症例１の特徴は，まずは体重減少がありますね．その他に，血圧低下，脈拍増加，加えてツルゴールの低下，腋窩乾燥もみられます．血清Na濃度は変わりないですね．

今井：血清Na濃度はここでの重要なポイントです．

飯野：症例２でも体重減少がみられます．しかし，血清Na濃度が高いところが特徴的です．脱水の種類に違いがありそうですね．

今井：日本では"脱水"でひとくくりになりがちですが，米国では，Dehydration と Volume Depletion に分けて考えられています．日本では，Dehydration は水分欠乏性脱水，Volume Depletion は Na欠乏性脱水といわれています（図5）．細胞内液と細胞外液の両方が減少しているか，細胞外液だけが減少しているかの違いがあります（表）．

飯野：症例１の患者さんは，血清Na濃度は正常ですからVolume Depletion の可能性が高いわけですね．症状から判別するにはどのようなところを確認するのでしょうか．

今井：症状から判別する場合には，循環不全の症状がメインに出ているのか，あるいは口渇や中枢神経症状がメインに出ているのかを確認します．症例１は起立性の低血圧が認められるので，循環不全がみられています．ですか

70歳代女性．既往歴なし．5日前より38℃台の発熱を認めていたが，医師にはかかっていなかった．本日，隣人が様子を見に行ったところ，家で倒れている所を発見され，救急搬送となった．

意識レベル：JCS 10，体温 37.4℃，呼吸数 28/ 分
体重：35 kg（もともとは 40 kg）
血圧・脈拍：102/64 mmHg・84/ 分（臥位），
　　　　　　78/60 mmHg・112/ 分（座位）

前胸部皮膚ツルゴール低下や腋窩乾燥，腸蠕動音の亢進を認める以外には身体所見に異常を認めない．尿排出を認めない．

Na 144 mEq/L，K 3.4 m Eq/L，Cl 98 mEq/L，
BUN 58 mg/dL，Cr 2.1 mg/dL

まず投与するのに適切と思われる輸液製剤はどれか？

図3　症例1

80歳代独居男性．認知症あり．約1週間前に訪問介護ヘルパーが確認した時には，発熱と軟便・嘔吐があり，食事摂取不良であったとのことで，診察を勧められていたが，通院した形跡はない．本日，意識レベルが低下しているところを訪問したヘルパーに発見され，救急搬送となった．

意識レベル：JCS 10，体温 37.4℃，呼吸数 24/ 分
体重：45 kg（もともとは 51 kg）
血圧・脈拍：122/72 mmHg・74/ 分（臥位），
　　　　　　118/78 mmHg・80/ 分（座位）

口腔内の乾燥を認める以外には身体所見に異常を認めない．
白血球 8,400/ μL，ヘモグロビン15.4 g/dL，
血小板24.5万 / μL，総蛋白 8.6 g/dL，アルブミン5.4 g/dL，BUN 48 mg/dL，クレアチニン 2.2 mg/dL，Na 156 mEq/L，K 3.4 mEq/L，Cl 112 mEq/L，血糖 94 mg/dL

まず投与するのに適切と思われる輸液製剤はどれか？

図4　症例2

ら，細胞外液の低下は間違いないと考えられます．一方，症例２の患者さんは，循環不全症状よりも，粘膜乾燥や中枢神経症状がありますので，細胞内液が減少している

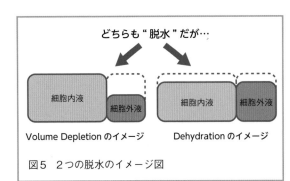

Otsuka 株式会社大塚製薬工場

どちらも "脱水" だが…

| 細胞内液 | 細胞外液 |

Volume Depletion のイメージ　　　Dehydration のイメージ

図5　2つの脱水のイメージ図

提供：今井直彦先生

表　2つの脱水の違い

	Na欠乏性脱水	水分欠乏性脱水
英語名	Volume Depletion	Dehydration
喪失する体液	等張液（生理食塩液） 細胞外液のみ	低張液（水分） 細胞内液＋外液
細胞外液量	↓↓	↓
細胞内液量	→	↓↓
血清Na値	→	↑
血清浸透圧	→	↑
主な症状	循環不全症状 （頻脈・低血圧・ 立ち眩みなど）	口渇，粘膜乾燥， 中枢神経症状 （意識障害など）
治療	生理食塩液	5％ブドウ糖液

提供：今井直彦先生

Dehydration を考える必要があります．

飯野：2つの脱水を見分ける身体所見には他にどのような
ものがありますか．

今井：毛細血管充満時間の診察も重要な所見で，必ずやる
べき身体診察だと思います．爪を指で押さえて離すと，正
常なら3秒以内で色が戻りますが，細胞外液減少時には戻
るのに時間がかかります．

飯野：では，症例1と症例2にはどんな輸液を使いますか．

今井：極論になりますが，症例1の患者さんはVolume
Depletionなので生理食塩液がよいと思いますし，症例2
の患者さんはDehydrationなので5％ブドウ糖液を使う
のがよいと思います．

3 数字でわかる輸液による酸塩基平衡異常

飯野：では，ここからは，輸液の酸塩基平衡を理解するのに
有用な簡易Stewart法の考え方を教えていただきましょう．

今井：酸塩基平衡の考え方には，コペンハーゲン法，ボス
トン法とStewart法の3つがあります．Stewart法が比較
的新しい考え方です．

① NaとClの影響を計算　　　→ Na－Cl－35
② 乳酸の影響を計算　　　　　→ 1－乳酸
③ アルブミンの影響を計算　　→ 2.5×（4.2－Alb）
④ 他のイオンの影響を計算　　→ BE－（①＋②＋③）

Base-Excess＝［Na－Cl－35］＋［1－乳酸］
　　　　　　　＋［2.5×（4.2－Alb）］＋他のイオン

図6　簡易Stewart法

提供：今井直彦先生

飯野：Stewart法というのは，酸塩基平衡が，強陽イオン
と強陰イオンによって決まってくるという考え方ですね．

今井：そうです．従来は重炭酸イオン（HCO$_3$⁻）を測定
して検討する方法が主流でしたが，Stewart法では，強イ
オンの差（Strong Ion Difference：SID）を見ていて，主
にNa⁺とCl⁻の差に注目しています．Stewart法の本来の
ものは，非常に複雑な計算が必要ですが，その欠点を理
解したうえで，最近，簡易Stewart法[1]が出てきました．

　簡易Stewart法では，主にNa，Cl，乳酸，アルブミン
の値が使われます（図6）．そのなかでもBase Excess
（BE）の算出に大きく影響するのが，式のなかの①「Na－
Cl－35」のところです．簡単にいうと，「BE＝Na－Cl－
35」と考えることができるので「Na－Cl－35」の値を見
ることで，輸液を大量投与したとき，どの輸液が代謝性
の酸塩基平衡異常を引き起こしやすいかわかります．

飯野：例えば，生理食塩液ではどうですか．

今井：生理食塩液を入れた場合，希釈性アシドーシスを懸
念します．これはボストン法ではなかなか理解しづらい
ところがあると思いますが，簡易Stewart法で考えると視
覚的に理解できるので，例を用いて説明します．

　図7のように，溶液1Lに水・生理食塩液・乳酸リンゲ
ル液をそれぞれ1L入れる場合を考えます．まず，Naが
140 mEq/LでClが105 mEq/Lの溶液（血液と同様）を
みてください．簡易Stewart法の考え方で，NaとClを計
算すると，Na（140）－Cl（105）＝35，これがいわゆる強
イオンの差（SID）で，BEはそこから35を引くので，ゼ
ロとなります．この場合は，バランスがとれていて，代
謝性アシドーシスもない状況です．

飯野：では，これに水を入れるとどうなりますか．

今井：水を入れると結果的にNaが70 mEq/L，Clが52.5
mEq/Lとそれぞれ半分になります（図7-①）．このBEを
計算するとNa－Cl－35＝－17.5になります．BE＝－17.5
といいますと，代謝性アシドーシスになっているのがわ
かります．このように簡易Stewart法だと，いわゆる「希
釈性アシドーシス」が，数字でわかりやすくなります．

飯野：先ほどありましたように，ここでいう水というのは5％ブドウ糖液と考えてよいですね．では，生理食塩液を入れるとどうなりますか．

今井：生理食塩液を入れると結果的にNaは147 mEq/L，Clは129.5 mEq/Lになります．BEは，水を入れた場合と同様にNa－Cl－35＝－17.5で，もともとBEがゼロだったのが，－17.5に減って，代謝性アシドーシスになったことがわかります（図7-②）．

飯野：では，乳酸リンゲル液を入れるとどうなりますか．

今井：乳酸リンゲル液を入れると，結果的にNaが135 mEq/L，Clが107 mEq/Lになり，BEはNa－Cl－35＝－7になりますので，生理食塩液を入れたときと比較して，代謝性アシドーシスの程度が軽いということになります（図7-③）．以上の計算から大量の生理食塩液を使うと，代謝性アシドーシスになりやすいということが，数字で納得できます．

飯野：この代謝性アシドーシスは，実際の治療で患者さんに影響するでしょうか．

今井：影響はあると思います．1つには，Clが輸入細動脈を収縮することで，腎機能に悪影響を与える可能性があります．他にも代謝性アシドーシスが高K血症を惹起する可能性もあります．エビデンスが蓄積されるにしたがって，今後，生理食塩液をあまり使わなくなる可能性もありますね．実際，国によって使われている細胞外液補充液は異なっていて，米国では生理食塩液が使われていますが，ヨーロッパでは乳酸リンゲル液がよく使われています．乳酸リンゲル液の方がより生理的であると認識されているのです．

4 輸液を使う際の注意点

飯野：それでは，最後に輸液を使う際の注意点を教えてください．

今井：普段，輸液をしていてあまり問題が起こらないのは，腎臓が正常に働いているからです．しかし高齢者や腎機能障害がある患者さんでは，Talbotの安全輸液理論[2]に

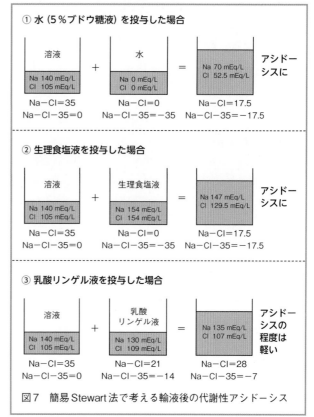

① 水（5％ブドウ糖液）を投与した場合

溶液
Na 140 mEq/L
Cl 105 mEq/L
Na－Cl＝35
Na－Cl－35＝0

＋

水
Na 0 mEq/L
Cl 0 mEq/L
Na－Cl＝0
Na－Cl－35＝－35

＝

Na 70 mEq/L
Cl 52.5 mEq/L
Na－Cl＝17.5
Na－Cl－35＝－17.5

アシドーシスに

② 生理食塩液を投与した場合

溶液
Na 140 mEq/L
Cl 105 mEq/L
Na－Cl＝35
Na－Cl－35＝0

＋

生理食塩液
Na 154 mEq/L
Cl 154 mEq/L
Na－Cl＝0
Na－Cl－35＝－35

＝

Na 147 mEq/L
Cl 129.5 mEq/L
Na－Cl＝17.5
Na－Cl－35＝－17.5

アシドーシスに

③ 乳酸リンゲル液を投与した場合

溶液
Na 140 mEq/L
Cl 105 mEq/L
Na－Cl＝35
Na－Cl－35＝0

＋

乳酸リンゲル液
Na 130 mEq/L
Cl 109 mEq/L
Na－Cl＝21
Na－Cl－35＝－14

＝

Na 135 mEq/L
Cl 107 mEq/L
Na－Cl＝28
Na－Cl－35＝－7

アシドーシスの程度は軽い

図7　簡易Stewart法で考える輸液後の代謝性アシドーシス

提供：今井直彦先生

あるように，許容される輸液の量と質が限られており，注意しなければいけません．重要なのは，こまめにアセスメントして調整することです．

飯野：輸液にはフィードバック・振り返りが重要ということですね．次回は低Na血症への対応について解説していただきます．ありがとうございました．

（第2回へ続く）

文　献
1) Story DA：Anesth Analg. 2016；**123**（2）：511-515
2) Talbot NB, et al.：N Engl J Med. 1953；**248**（26）：1100-1108

※掲載している製品を使用する際は，各製品の添付文書をご確認ください．

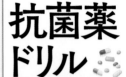
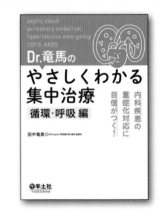
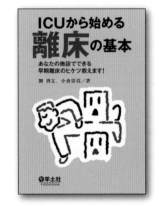

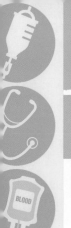

Step Beyond Resident

第196回

研修医は読まないで下さい!?

頭が痛ってぇな，くそぉ！ Part8
〜チックチック，タックTAC，ランランラン〜

福井大学医学部附属病院総合診療部　林　寛之

ヘッドロックで頭痛？ いやいや
サイドロックの頭痛って痛いよねぇ

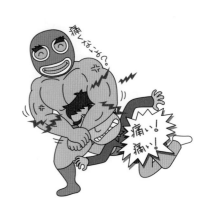

　一次性頭痛は死なないから大丈夫，なんて思っていると大変．片頭痛でもかなり痛くて3日間寝込むこともあれば，脳梗塞をきたすこともあるから，あまりなめてかかってはいけない．頭痛だったらとにかくSAHと髄膜炎を見逃すなと教えられてきたものの，頭痛って結構奥が深いことはこのSBRの頭痛シリーズに目を通してくれた諸兄であれば得心のいくことだろう．さて，群発頭痛はほかのどんな頭痛よりも痛いということで有名なわりに，発生頻度が少なくてついつい見逃されがちな疾患だよねぇ．今回はヘッドロックをされるよりも（あ，プロレスを知らないとこの技よくわからないだろうなぁ…これっていうほど痛くないし…），はるかに痛いサイドロック頭痛に強くなろうではないか．

 患者J　40歳　男性　　　　　　　　　　　　　　　　　　　　群発頭痛

　深夜，患者Jが救急の待合室ですごい剣幕をして，受付事務員に食って掛かっていた．

患者J　「俺は，薬だけが欲しいんだって．いっぱいくれや．今はもう痛みが引いたから，薬さえもらえればいいんだって．お前には，このつらさはわかんないんだろう」

　とにかく診察をしないといけないからと研修医Sはすぐに出ていき，診察をはじめた．

研修医S　「何の薬が欲しいんですか？」

患者J　「トリプタンっていう薬をたくさん処方してくれ」

研修医S　「あぁ，片頭痛なんですね」

患者J　「あぁ，昨日診てもらった医者にそう言われた」

研修医S　「じゃ，以前にも頭痛の既往があるんですね」

患者J　「そうだ．あれは3年前だったかなぁ．あのときもひどく痛くて，頭のCTには異常がなかったけど，治るのに1週間もかかって一苦労だったよ」

研修医S　「あれ？ 高校生とか若いころからの頭痛じゃないんですか？」

患者J　「いやいや，3年前急に頭痛がはじまったんだよ．検査をしても何も悪くないと言われて，1週間毎日苦しんだ．ここ数年は調子よかったのに，4日前から毎日毎

日痛くなってそのたびに医者に行くとCTを撮られて，お金ばっかりかかって，もううんざりだから薬だけ欲しいんだ」

奥様K　「そうそう，ここ4日ほど毎日夜になると大騒ぎしてうるさくて，こっちが寝られないくらいなんですよ」

研修医S　「え？ うるさいんですか？ 普通片頭痛は静かなんですけど．アレ？ そういえば今は痛みがないんですか？ 片頭痛なら4時間から72時間は痛みが続くはずですけど…」

患者J　「そうだなぁ，30分から60分ほど痛みを我慢しているとそのうち治っちゃうから，病院に着いたときは痛みがなくなっていて，医者はみんな適当に薬を出すだけで親身になってくれないんだよ」

研修医S　「え？ いったん治っちゃうんですか？」

患者J　「もう涙は出るわ，目の奥は死ぬほど痛いわで，痛いときは金玉つぶしてもいいから，痛みをとってくれって叫びたいくらいですわ」

奥様K　「先生，握りつぶしてやってください．もう男のくせに大騒ぎして」

患者J　「トリプタンなんてすぐなくなっちゃうんですわ．あ，鼻炎の点鼻薬が効くって発見したんですよ」

研修医S　「うそー，そんなの効かないでしょう…」

患者J　「いや，点鼻薬をまるまる1本鼻に入れると落ち着くんですよ」
　点鼻薬を見ると，なんとその成分にはリドカインが含まれていた．

研修医S

「どうも片頭痛の痛みとは違うなぁと思ったんですよ．それにしても金玉をつぶしてくれって，そりゃもうありえない大袈裟な表現ですよねぇ…．え？ ホントにそんなに痛いものなんですか？ ひぇぇ…」

大の大人が悲鳴を上げる悪名高き…群発頭痛！

1）痛さを言葉にすると…

　いやいやS君．群発頭痛の痛みは男性の場合は金玉をつぶされるよりも痛く，女性の場合は「出産の痛み」より痛いと表現される激痛なんだよ．さらには「焼け火箸を目に突っ込まれたような痛み」「眼球をえぐりとられるような痛み」「自殺したくなるくらいの痛み（suicide headache）」などと独特かつ残酷な表現をされることが多い．この世で最大の頭痛はSAH（subarachnoid hemorrhage：くも膜下出血）ではなく群発頭痛かもしれないね．英語では"excruciating pain（耐え難い激痛）"と表現され，ハリー・ポッターではこの言葉をもじった呪文"crucio"（「クルーシオ」→日本語でも「苦しいよ〜」と空耳で聞こえるような…）が"cruciatus curse（拷問呪文）"として使われている．あまりの激痛をきたす拷問のせいで気が変になってしまうというコワイ呪文．ネビルの両親もこの呪文で…あ，ハリー・ポッターの世界に入り過ぎてはいけない，スミマセン．ついでに「アバダ・ケダブラ！」も言っちゃいけない呪文なんだよね…あ，スミマセン．

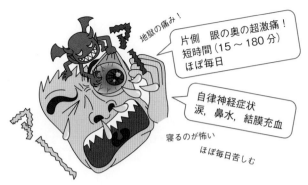

2）群発頭痛と片頭痛の鑑別点

　　群発頭痛の痛みはまさしく目の奥に "crucio" と拷問呪文をかけられたような痛みであり，**小悪魔が片目を爪でかきむしったような痛み**とも表現される．そりゃもう，涙と鼻水はあふれるし，結膜は充血して目を押さえながら「悲鳴を上げる」，つまりすごくうるさいのが群発頭痛の特徴だ．群発頭痛患者は体を前後に揺すって痛みに耐えたり，自分の頭をパンパン叩いて痛みをこらえたり，目の上にタオルを当てて必死にもがいたりしていることが多い（表1）．こんな状態を診ることができたら診断はつきやすいんだけどねぇ，これってたいていは家での出来事なんだよねぇ．反対に片頭痛は動くと痛くて，音過敏もあるので，暗いところでひっそりしているよね．これだけ痛い群発頭痛は，SAHを除外するために頭部CTは必須となる．毎回発作のたびにCT撮影する必要はないが，初回発作時は，SAHや警告出血，内頸動脈解離，静脈洞血栓症など雷鳴頭痛の鑑別が必要になるんだ．

3）群発頭痛の特徴

　　群発頭痛の持続時間は15〜180分と比較的短く，夜間睡眠中に発症することが多いので，自宅でもんどりうって痛みに耐えてから病院を受診することも多い．多いときは1日に8回も発作が来るというから「苦しいよ〜！」とまるで拷問だ．しかし，**受診時には痛みが治まって元気そうな顔をするものだから，医師がさらっと誤診してしまうことも多い**んだ．自殺したく

表1　群発頭痛を見逃さない！片頭痛との鑑別点

	群発頭痛	片頭痛
持続時間	**15分〜長くても3時間以内の激痛．** お産の痛みより，金玉を握りつぶされるよりも痛い！ 自殺したくなるくらいの痛み（suicide headache）	4〜72時間の頭痛（4時間以上） 痛みの程度はさまざま
頻度	痛みが数週〜数カ月間ほぼ毎日群発する（1/2日〜8/日）．1日に何回も起こりうる．…と思ったら，しばらく（3カ月〜数年）頭痛が出なくなる	1年を通じてだいたい同じ程度の頻度で起こってくる．1日に何度も起こらない
部位	片側（眼窩周囲）．両側同時のことはない！	片側または両側
動作	痛みのせいで大騒ぎ！**うめいて歩き回る**，体を前後に揺する	**じっと静かにして**，目を閉じている
随伴症状	片側の自律神経症状の合併（涙，鼻水，結膜充血，Horner徴候）	通常なし
病歴聴取	診察時は元気そうに見えるので発作時の状態を聞くべし	
注意点	光・音過敏は起こりうる．片側頭痛だが発作ごとに左右交代することがある（8〜31％）．頬や歯，顎，耳に放散痛が出ることがある	

なるくらいつらい群発頭痛が長期化すると本当に自殺しようとすることもある．責任もって診断したいよね．

　こんな痛みがほぼ毎日2週〜3カ月も続いたと思ったら，いったんよくなると数年（短くても3カ月以上）頭痛を経験しなくなってしまう．なんとも気まぐれな…．「群発」とは，「ある期間，同じ区域に集中して起こる」という意味なのだ．正しく診断されるまで多くは3年以上（2.6〜20年）と年単位で遅れてしまうというから，臨床家の腕の見せどころだよねぇ．群発頭痛は，片頭痛，三叉神経痛，副鼻腔炎，歯性頭痛と誤診されることが多い．「いい加減な診断してんじゃねーよ！」ってチコちゃんに叱られないようにしよう．なんたって発生頻度が0.1 ％（1,000人に1人）しかなく，年間で多く見積もっても53例（人口10万人に対して）なので結構珍しい（Cephalalgia, 28：614-618, 2008）．なんと，神経内科医でも20〜40 ％は見逃しているという．**診察時は痛みがなかったとしても共感的にそのつらさを理解して，発作時の適切な病歴を聞くことが大事**なのだ．

　群発頭痛は三叉神経・自律神経頭痛（TAC：後述）のなかで最も頻度が高い疾患だ．発生機序は三叉神経と視床下部の過敏性や海綿静脈洞の炎症などさまざまな機序が考えられているが，結局のところよくわかっていない．常染色体優性遺伝を5 ％に認め，一親等に群発頭痛患者がいると14〜39倍も群発頭痛発症のリスクが上がる（J Headache Pain, 8：152-156, 2007）．

　群発頭痛は20〜40歳代（若年でも高齢でも発症するけどね）の男性に多い印象だったけど，昨今疾患の理解が深まったことで女性の症例もよく見つかるようになったんだ．男女比は4.3：1という．単一の群発期でおさまってしまうのが26.5 ％で，2回目の群発期は3年以内に83 ％の患者が経験するというからつらいよねぇ（Cephalalgia, 20：653-657, 2000）．8割の患者は15年以上，群発期と寛解期をくり返す．

　一般的な群発頭痛は反復性群発頭痛と呼ばれる．群発期は7日〜1年以下で，寛解期は3カ月以上（注：2018年に定義が1カ月から3カ月に変わったよ）あいて，群発期が2回以上と定義されている．一方，1年を超えて群発発作がくり返され，寛解期がないかまたは寛解期があっても1カ月未満だと慢性群発頭痛と呼ばれ，重症型に相当する．

　群発頭痛の特徴は，**片側目の奥に短時間の超激痛（眼窩部，眼窩上部または側頭部：短時間15〜180分）があることで，かつ頭部副交感神経の自律神経症状（流涙，結膜充血，鼻漏，鼻閉，眼瞼浮腫，発汗，縮瞳，眼瞼下垂）を伴うこと**だ．

　ここで群発頭痛の診断基準をしっかり覚えておこう（表2）．ただし，放散痛が眼窩を超えて下歯痛や耳痛に至ったり，また自律神経症状を伴わなかったりと非典型例もあるので，あくまでも診断基準は診断基準，曇りなき眼で疑うべし．

群発頭痛鑑別Tips
- 大騒ぎして痛がる頭痛は片頭痛ではない
- 片側の目の奥がとんでもなく痛い＋同側の自律神経症状＋痛みの持続が短く（＜3時間）ほぼ毎日苦しんでいる➡群発頭痛を考慮
- 元気そうな顔で受診してくることが多いので，発作時の病歴をしっかり聞くべし

研修医S
　「点鼻薬が効くとは思いませんでした…」

 群発頭痛の治療は？

1）治療薬

いやいや，それは適応外の使用法だからね．市販の点
鼻薬をまるまる1本使っちゃうなんてだめだから…．こ
れはたまたま市販の点鼻薬に，粘膜刺激が強くないよう
にとリドカインが少し混ぜられていただけのこと．確か
に鼻腔内に局所麻酔を点鼻するのは翼口蓋神経節ブロッ
クの変法なので効果がある（Headache, 35：83–84,
1995, Cephalalgia, 20：85–91, 2000, Emerg Med J,
30：769–770, 2013）．医療機関ではリドカインやマーカインを染み込ませた2本の綿棒を鼻
の奥まで入れて安静臥床にすれば，アラ不思議．目の奥の痛みは随分よくなって，1/3の症例
で10分以内に痛みが引いてくる（2020年2月号を参照）．局所麻酔の点鼻は，あくまでトリ
プタン製剤や酸素治療の補助的意味合いになるってことだね．

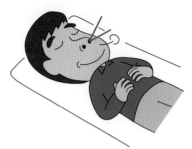

トリプタン製剤は群発頭痛に最も効果がある．真夜中に発作が起こることが多いので，スマ
トリプタンの自己注射キットを処方しておくといい．皮下注射は15分で効いてくる（NNT

表2　群発頭痛診断基準〔国際頭痛分類（ICHD）第3版〕

A	B～Dを満たす発作が5回以上ある
B	未治療の場合，重度～きわめて重度の一側の痛みが眼窩部，眼窩上部または側頭部の いずれか1つ以上の部位に15～180分間持続する
C	以下の1項目以上を認める
	1．頭痛と同じ片側に，以下の自律神経症状1項目以上を認める ・結膜充血または流涙（あるいはその両方） ・鼻閉または鼻漏（あるいはその両方） ・眼瞼浮腫 ・前額部および顔面の発汗 ・縮瞳または眼瞼下垂（あるいはその両方）
	2．落ち着きのない，あるいは興奮した様子
D	発作時期の半分以上においては，発作の頻度は1回/2日～8回/1日である
E	そのほかの疾患によらない
反復性群発頭痛	群発期（7日～1年），寛解期は3カ月以上※あいて2回以上の群発期 群発期は2週～3カ月が多い
慢性群発頭痛	群発期は1年を超える，寛解期はないかあっても3カ月未満※．より重症型ということ

※2018年に寛解期は1カ月から3カ月に定義が変更された．

2.4, Cochrane Database Syst Rev, 4：CD008042, 2010)．ゾルミトリプタンの点鼻製剤は保険適応外だが30分で効果発現する（NNT2.8）．経口トリプタン製剤は効くには効くが効果発現が遅いのでお勧めではないよ．

　インドメタシンは通常，群発頭痛には効果がなく，効果があったとしても投与量はかなり多くないといけない（Cephalalgia, 30：975-982, 2010）．

　教科書的には100％酸素の吸入も適応になるんだ．酸素投与により20〜30分で2/3の症例で痛みが軽減する．

2）予防薬

　予防薬としてはベラパミル（240〜560 mg）が第一選択薬となる．ちなみに慢性群発頭痛でも使用可．ベラパミルは20％に血圧低下や徐脈，PR延長などをきたすので，心電図でのフォローが必要となるから注意だ．ベラパミルを内服していても，群発期では痛みの発作は完全には抑えられず，なんとなくの違和感や軽い発作を認める．群発期が終われば，約2週間後に薬はやめていい．そのほかにはトピラマート，バルプロ酸，ステロイド，リチウムなども使用される（エビデンスはイマイチ）．睡眠時に発作が多く日内変動が示唆されるため，メラトニンも理論的にはいいはずだが，こちらもエビデンスはイマイチ．

3）そのほかの治療法・予防法

　頸部の迷走神経への電気刺激も効果があるという（Neurology, 84：1249-1253, 2015）．また頬に電気刺激を与えることで翼口蓋神経を刺激して発作が83％減ったという報告もあるんだ（Cephalalgia, 37：423-434, 2017）．大後頭神経電気刺激により71％が症状改善し，62％が4〜26カ月寛解期を迎えたという報告もある（Curr Pain Headache Rep, 13：168-178, 2009）．通販で後頸部をマッサージするような電気刺激のグッズが売っているけどそういうのも役に立つのかなぁ…あ，ポチッとな（買っちゃった！）．そのほかには，視床下部神経電気刺激（高度難治例）や翼口蓋神経節電気刺激埋め込み（OR2.62で有効，Lancet Neurol, 18：1081-1090, 2019）などが試みられている．さすがに電極の埋め込みだと合併症もあるみたいだ．期待の新薬，抗CGRP抗体は月1回の皮下注で頻度は減ったという報告（N Engl J Med, 381：132-141, 2019）もあるが，サンプルサイズも小さく，エビデンスとしてはこれから集積されていくってところかな．

　群発頭痛の患者は大酒家であることが多く，アルコールはトリガーになりうるので禁止しないといけない．そのほかニトログリセリンやヒスタミン，寝不足や寝すぎも誘因になる．夜間睡眠時に発症することが多いので，「寝るのが怖い」という人もいるんだよ．喫煙は発症リスクにはなるが，タバコをやめたからと言って予防はできないという．

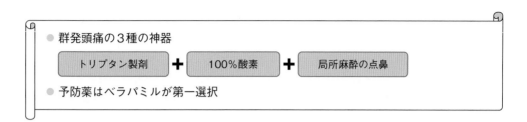

- 群発頭痛の3種の神器

  | トリプタン製剤 | **+** | 100％酸素 | **+** | 局所麻酔の点鼻 |

- 予防薬はベラパミルが第一選択

 Side locked headache「いつも同じ側の頭痛なんですよ」

　ヘッドロックはプロレスの技，イヤーロック（earlock）は耳の前に垂れた髪，オンザロックはウィスキー，そしてサイドロック頭痛（side locked headache）はほぼ常に片側固定の頭痛．定義上は90％以上同じ側っていうのがミソで，100％同じ側でなくてもいいんだよね（Cephalalgia, 28：8–11, 2008）．一次性頭痛で最も多い片頭痛は，片側といいつつ両側のことが多い（片側27.2％ vs 両側48.7％）ので，命名ミスだと思うんだけどなぁ．

　頭痛外来の約20％（プライマリ・ケア現場では18.9％，神経科専門医では19.2％）がside locked headacheであるという．side locked headacheの2/3は一次性頭痛で，1/3は二次性頭痛．詳細な病歴と身体所見が鑑別を助けるものの，症状のオーバーラップもあるので，二次性頭痛（特に腫瘍や血管による神経の圧迫，血管炎など）は見逃さないようにしよう．MRIなどの画像診断は必須だ．

　side locked headacheになるのは，片頭痛の17〜31％でむしろ頻度は少なく，群発頭痛の69〜92％（群発頭痛は必ず片側頭痛だが，発作によって左右変わることがある症例は8〜31％），三叉神経自律神経頭痛の85〜90％である．

　side locked headache全体の1/3は三叉神経・自律神経頭痛が占める．side locked headacheをきたす疾患を表3に示したからチェックしてね．

表3　side locked headacheをきたす疾患

一次性頭痛		二次性頭痛・神経痛	
三叉神経・自律神経頭痛	34.7％	頸性頭痛	34％
群発頭痛	19.9％	精神疾患関連頭痛	4.2％
片頭痛	14.0％	三叉神経痛	3.9％
持続性片側頭痛	7.3％	持続性特発性顔面痛	2.5％
緊張型頭痛	4.2％	帯状疱疹後神経痛	2.2％
SUNCT/SUNA	4.2％	側頭下顎関節症	1.7％
貨幣状頭痛	3.4％	原因検索が大事 　外傷，術後，腫瘍，頸性，緑内障，感染， 　血管性（側頭動脈炎，解離，静脈洞血栓症） 　神経痛（三叉神経，舌咽神経など）	
発作性片頭痛	3.2％		
新規発症持続性連日性頭痛	2.2％		
一次穿通性頭痛	1.7％		

TACを制する者は…ちょっと格好いい

　TAC（trigeminal autonomic cephalalgias：三叉神経・自律神経頭痛）なんていうと，隆志や剛人などの名前の日本人は海外ではTAKと呼ばれることが多いって思い出すけど，これとはちょっと違う（当たり前か）．チックタックと時計の音を奏でるみたいで楽しそうだが，頭痛に伴う鼻水や結膜充血など自律神経症状があるので，なんともはや悲惨な状況に陥っているんだよね．

　side locked headacheで最も頻度の高いTACをきちんと理解し，治療できると臨床家としては一皮むけた感じかなぁ．眼窩や側頭部，耳や顎にも放散するので，眼科や耳鼻科，歯科を受診することもある．神経内科だけが知っていればいい疾患じゃないんだ．群発頭痛もTACの1つに分類される．持続時間の違いで大きく4つに分類されるよ（表4）．

　TAC診断のキーワードは"AAA"（表5）．決して腹部大動脈瘤でもないし，有名なアーティストでもない．片側の前，つまり眼窩中心に痛くて，涙と鼻水でボロボロ，そして痛くて大騒ぎとなる頭痛を見たら，「おぉ，TAC！」とピンとくるようになろう．

表4　TAC鑑別のポイント

分類	群発頭痛	発作性片側頭痛	SUNCT・SUNA	持続性片側頭痛
頭痛	激痛	重度	中等～重度	ずっと頭痛があり，時に中等～重度の頭痛になる．自律神経症状は軽いかなし
持続時間	15～180分	2～30分	超短時間（1～600秒：通常は数秒）のこぎりの歯状	3カ月以上
頻度	1/2日～8/日	>5/日（1～40/日）	>1/日（3～200/日）	ずっと持続
不穏・興奮	＋	＋	－	＋
誘因	アルコール，ニトログリセリン，ヒスタミン，喫煙，頭部外傷，ストレス，強い匂い，温かい環境	アルコール，ニトログリセリン，頸の運動，ストレス，運動	顔面への皮膚刺激，入浴，シャワー，洗髪，歯磨き，運動，光，咀嚼，頸の運動	アルコール
治療	・酸素 ・スマトリプタン皮下注（90％効果あり）	・インドメタシン効果あり（診断的治療） ・スマトリプタン皮下注（20％効果あり）	・リドカイン点滴静注（1.5～3.5 mg/kg/時） ・ステロイド ・予防：ベラパミルなど	・インドメタシン効果あり（診断的治療）

表5　TAC診断のキーワード"AAA"

A	Anterior side-locked	前片側固定（片側眼窩中心）
A	Autonomic symptoms	自律神経症状（涙，鼻水・鼻閉，結膜充血，眼瞼浮腫，前額部と顔面の発汗・発赤，耳閉感，縮瞳，眼瞼下垂）
A	Agitation	不穏，痛くて大騒ぎするような中等～重度な痛み

1) 短時間持続性片側性神経痛様頭痛発作　SUNCT・SUNA

　非常に特徴的な頭痛で1〜600秒の持続時間（通常は数秒）があり，針で刺すような1〜数回の痛みが出たり，のこぎりの歯のように強くなったり弱くなったりする痛み（図）が出現し，1日に30〜60回ほど（100回超えることもある）くり返すのが特徴．ほんの数秒，ビクン，ビクン，ビクン！と眼窩が痛くなる（焼けるような，針で刺すような，電気が走るような痛み）って嫌なものだねぇ．診断のためには過去に20回以上経験している必要がある．

　このうち，涙目（涙かつ結膜充血）になるものをSUNCT（short-lasting unilateral neuralgiform headache with conjunctival injection and tearing），ならないものをSUNA（short-lasting unilateral neuralgiform headache attacks with cranial autonomic symptoms）という．SUNAでも涙や結膜充血があってもいいが，あってもどちらかのみとなる．一応，SUNCTの方がSUNAより5倍多い．この分類って意味があるのかなぁ．よく似たものなのにねぇ？SUNCTって1989年にはじめて報告された比較的新しい疾患概念なんだ（Cephalalgia, 9：147–156, 1989）．ほかの自律神経症状（縮瞳，発汗，Horner徴候など）は比較的稀．

> #### 1）SUNCT
> ・結膜充血および流涙の両方を伴う短時間持続性片側神経痛様頭痛発作
> ・トリガーを79％に認める
> #### 2）SUNA
> ・頭部自律神経症状を伴う短時間持続性片側神経痛様頭痛発作
> ・稀．結膜充血または流涙のどちらかはあってもいいが，基本はない
> ・トリガーを認めるのは33％のみ

　発症頻度は100〜10万人に1人．ほかのTACより高齢で40〜70歳に多い．SUNCTの原因には三叉神経を血管が圧迫してたなんてこともあるので，**二次性の原因を検索しないといけないんだ**．特に海綿静脈洞や下垂体を狙ってMRIによる検索が必要になる．

　ほかのTACと違って不穏や興奮にはならなくて，皮膚への刺激が誘因になる（顔を触る，風，咀嚼，歯磨き）．痛みの持続が短いため，三叉神経痛と誤診されやすい．そもそも三叉神経痛は自律神経症状は伴わないけどね（表6）．

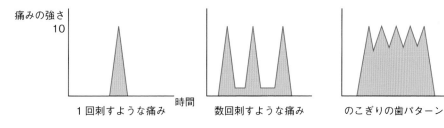

図　SUNCT・SUNAの痛みの3パターン

群発頭痛と同じようなトリガーはあるものの，SUNCT・SUNAの治療は全然異なる．酸素もスマトリプタン皮下注もインドメタシンも効果がないんだ．発作時はリドカインの点滴静注（1.5〜3.5 mg/kg/時）がいい．予防薬としては，ラモトリギン，トピラマート，ガバペンチンなどが使用される．「顔へのTACtile（触覚）刺激でTACが起こる！」byサンクト（SUNCT）・ジュペリ…嘘．

2）診断的治療のインドメタシンが使える発作性片側頭痛，慢性片側頭痛

発作性片側頭痛（paroxysmal hemicrania）や慢性片側頭痛（hemicrania continua）はインドメタシンで寛解を得られる疾患であることが最大の特徴．インドメタシンで治療して効くかどうかで診断できるっていうこと．え？ほかのNSAIDsではダメなのかって？はい，ダメです．どうしてかはわかっていないが，インドメタシンじゃないとダメなんです．ほかのNSAIDsが効いたという症例報告はあるにはあるけど，やっぱり**インドメタシン反応性頭痛**とも呼ばれるくらいだからインドメタシンで戦いましょう．群発頭痛と発作性片側頭痛の鑑別に困ったら，インドメタシンを試してみるというのもありじゃない？

インドメタシンの投与量は日本では1回25 mgを1日3回投与し，3日ごとに効果がなければ増やしていき，1回量を75 mgまで増やしてもいい（最大量300 mg/日）…保険は通りませんけどね．通常2日で効いてくるが，約2週間治療して効果を判定する．なんと日本ではインドメタシン内服薬は製造中止になってしまい，現在はプロドラッグ（インドメタシンファルネシル，アセメタシン）があるだけ．インドメタシンが効かなかったら，二次性頭痛を再度検索してほかの疾患を探すべし．

そのほかには群発頭痛，発作性片側頭痛，持続性片側頭痛に迷走神経刺激が期待できるという報告が散見される（Cephalalgia, 36：534-546, 2016, Headache, 56：1317-1332, 2016, Cephalalgia, 38：959-969, 2018）．

- 群発頭痛およびTACの鑑別は持続時間がカギ
- ビクンビクンのこぎりの歯のような痛みのパターン➡涙目（涙＋結膜充血）ならSUNCT，涙目になってなければSUNA
- インドメタシン反応性頭痛は診断的治療が使える

表6　三叉神経痛 vs SUNCT・SUNA の鑑別ポイント

	三叉神経痛	SUNCT・SUNA
自律神経症状	なし	あり
三叉神経領域	V2領域，V3領域に多い	V1領域に多い
皮膚トリガー部刺激後	不応期あり	不応期は稀（＜5％）

Check！文献

1) Hoffmann J & May A：Diagnosis, pathophysiology, and management of cluster head-ache. Lancet Neurol, 17：75-83, 2018

↑ Good review. 群発頭痛の発症頻度は0.1％と稀. 三叉神経と自律神経, 視床下部が緊密に絡み合って発症してくるようだ. スマトリプタン皮下注射は最も有効で15分で効く. 経鼻投与は保険適応外で効果発現まで30分かかる. 経口投与でも効くが効果発現がさらに遅い.

2) Weaver-Agostoni J：Cluster headache. Am Fam Physician, 88：122-128, 2013

↑ 必読文献. Good review. 治療に関してわかりやすく解説.

3) Ji Lee M, et al：Increased suicidality in patients with cluster headache. Cephalalgia, 39：1249-1256, 2019

↑ 193人の群発頭痛患者を調査. 受動的自殺念慮は64.2％, 能動的自殺念慮は35.8％, 自殺計画は5.8％, 自殺企図は2.3％に認めた. 群発頭痛の経過が長いほど自殺傾向が強かった.

4) Buture A, et al：Systematic literature review on the delays in the diagnosis and misdi-agnosis of cluster headache. Neurol Sci, 40：25-39, 2019

↑ 必読文献. 15の研究をレビュー. 群発頭痛の診断が5〜6年 (2.6年や9年, 20年と報告によりバラバラ) と年単位で遅れてしまうということは世界中で起こっている. 痛みは眼窩, 上眼窩, 側頭部のみならずほかへ放散することもある. また20歳以下の若年者は稀なので見逃されやすい. 片頭痛, 三叉神経痛, 副鼻腔炎, 歯性頭痛と誤診されることが多い. 内科や耳鼻科, 眼科, 歯科を受診することが多く, 脳外科受診はそれほど多くない. なんと神経内科医の20〜40％が誤診していたという. 発作のたびに患側が変わる場合, 顎への放散痛, 頬部痛, 下歯痛, 耳痛, 労作時悪化, 前額部や顔面の汗, 光過敏, 自律神経症状の欠如などが診断の遅れとの関係を認めた.

5) Viana M, et al：Diagnostic and therapeutic errors in trigeminal autonomic cephalalgias and hemicrania continua: a systematic review. J Headache Pain, 18：14, 2013

↑ 22の研究のreview. 多くの研究で3年以上診断が遅れていて, 患者は最低3人以上の医師を受診していた. そもそも紹介先が適切でないことが診断ミスにつながっているようだ. 片頭痛, 三叉神経痛, 副鼻腔炎, 側頭下顎関節症が最も多い誤った診断名であった. 臨床症状が典型例であっても多くの専門医 (神経科医や頭痛専門医を含む) が誤診していた. 治療も惨憺たるもので, 抜歯や耳の手術をするものもあった…トホホ.

6) Cohen AS, et al：High-flow oxygen for treatment of cluster headache: a randomized trial. JAMA, 302：2451-2457, 2009

↑ 76人の群発頭痛患者 (57人反復性, 19人慢性) に対して酸素投与 (12 L/分, 15分間) を行った. 高流量酸素の78％, 空気の20％で改善があり, 高流量酸素の有効性を認めた.

7) Francis GJ, et al：Acute and preventive pharmacologic treatment of cluster headache. Neurology, 75：463-473, 2010

↑ 群発頭痛の治療について解説. レベルA (スマトリプタン皮下注, ゾルミトリプタン鼻噴霧, 酸素), レベルB (スマトリプタン鼻噴霧, 経口ゾルミトリプタン) があげられ, 予防としてはレベルB (カプサイシン経鼻, 後頸部ステロイド注射), レベルC (ベラパミル360 mg, リチウム900 mg, メラトニン10 mg) があげられる.

8) Morgan A & Jessop V：Best BETs from the Manchester Royal Infirmary. BET 2: should intranasal lidocaine be used in patients with acute cluster headache? Emerg Med J, 30：769-770, 2013

↑群発頭痛に対するリドカイン点鼻の4つの研究を比較検討．一定の効果はあることが示された．3～5分以内に効果発現し，54～75％に効果あり．群発頭痛は激痛であり，元来頭痛の持続時間が長くないため，トリプタン製剤や酸素も使わない場合でのRCTを行いづらい側面がある．研究デザインにばらつきがあり過ぎるためエビデンスとしては弱いね．

9) Wei DY, et al：Managing cluster headache. Pract Neurol, 19：521-528, 2019

↑群発頭痛の治療に関するreview．一般的治療のみならず，電気刺激などについても言及していて興味深い．

10) Prakash S & Rathore C：Side-locked headaches: an algorithm-based approach. J Headache Pain, 17：95-108, 2016

↑必読文献．side locked headacheのreview．アルゴリズムを詳細に提示して鑑別法を紹介している．多岐にわたる疾患を詳細にアルゴリズムに落とし込んでいる点は素晴らしい．耳慣れない病名も多数出てくるので，頭痛の勉強にはいいかも．

11) Burish MJ & Rozen TD：Trigeminal Autonomic Cephalalgias. Neurol Clin, 37：847-869, 2019

↑必読文献．TACは三叉神経，自律神経，視床下部の合わせ技で発症．TACを詳説していてよくまとまっているので，ぜひ一読を．

12) Rozen TD：Trigeminal autonomic cephalalgias. Neurol Clin, 27：537-556, 2009

↑TACのreview．群発頭痛の一般的な治療以外に，ベラパミル，リチウム，トピラマート，ステロイドの使い方や大後頭神経ブロック，大後頭神経電気刺激などを紹介．そのほかインドメタシン反応性頭痛，SUNCT・SUNAについて解説．

13) Wei DY & Jensen RH：Therapeutic Approaches for the Management of Trigeminal Autonomic Cephalalgias. Neurotherapeutics, 15：346-360, 2018

↑TACの病態生理と治療の知見を解説．深く知るにはいいが，眠くなるかも．

14) Headache Classification Committee of the International Headache Society (IHS) The International Classification of Headache Disorders, 3rd edition. Cephalalgia, 38：1-211, 2018

↑2018年に改訂された国際頭痛学会の頭痛分類．一度目を通しておきましょう．

15) Evans RW：Diagnostic Testing for Migraine and Other Primary Headaches. Neurol Clin, 37：707-725, 2019

↑疾患の診断ができても，それが二次性頭痛であれば原因をとり除くことで治癒可能になる．二次性の原因について詳しく記載されていてgood！

16) Meyers SL：Cluster headache and trigeminal autonomic cephalgias. Dis Mon, 61：236-239, 2015

↑群発頭痛とTACのreview．わかりやすくてよくまとまっている．

No way！アソー！モジモジ君の言い訳　〜そんな言い訳聞き苦しいよ！ No more excuse！No way！アソー（Ass hole）！

×「片頭痛だって言ってるんですが，大したことなさそうなのにこんな夜中に来るなんて」

→群発頭痛なら夜中に発症して家ではもんどりうっていたんだ．トリプタン製剤が効くから，片頭痛と誤診されていることが多い．ホラ，家族に聞いたら「家で大声を出しながら体を前後に揺すって耐えていた」って言ってるじゃん．

×「トリプタンの注射もしましたし，酸素も吸わせてますが，目の奥が痛いと悲鳴を上げています．もうできることはないですよね」

→鼻のなかにリドカインを入れると目の奥の痛みはとれる．群発頭痛は必ずCTを撮らないとダメ．内頸動脈解離が群発頭痛様症状を呈して受診することもあるんだからね．

×「サンクト？サンクトペテルブルグですか？」

→ロシアの港町の話をしてどうするの．SUNCTだよ．涙目で痛がっていたって，患者さんが言ってるじゃない．1日に何度も目を刺されるような痛みを経験するのは，拷問みたいにつらいんだからね．

×「うつ病のスクリーニングをしましたが，ちょっとやばいですよね」

→自殺したくなるくらい激しい痛みが群発頭痛の特徴．うつ病を治すよりも，まずはしっかり予防薬を投与して，頭痛が出ないようにしてあげよう．

×「以前からあるということは経過も長いですし，別に死なないですよね」

→救急では死なない病気ならいいや，なんて思っていると，慢性的にくり返される病態は簡単に見逃されてしまう．群発頭痛やTACはきちんと診断されておらず，何年も苦しんでるから，発症時の病歴を詳細にとって，二次性頭痛を除外して治したら，あなたはヒーローだ．

林　寛之（Hiroyuki Hayashi）：福井大学医学部附属病院救急科・総合診療部

専門医を取り終えると途方に暮れる医師も多い．資格だけが目標だと，専門医としての成長は止まるんだよね．知識・技術も大事だが，本当は勉強を習慣化させて，常に知識をアップデートさせていく姿勢が大事なんだ．仲間増やしのプレゼンテーションや教育力，海外と交流する国際力，PhD取得などの知的に考えるアカデミア力など…悩める中堅医師も，ぜひ福井に来てください．「人に甘く，自分にもっと甘く」をモットーに救急総診のプライドを築いていきましょう．あ，もちろん後期研修医も募集中ですよ．

1986　自治医科大学卒業	日本救急医学会専門医・指導医
1991　トロント総合病院救急部臨床研修	日本プライマリ・ケア連合学会認定指導医
1993　福井県医務薬務課所属　僻地医療	日本外傷学会専門医
1997　福井県立病院ER	Licentiate of Medical Council of Canada
2011　現職	

★後期研修医大募集中！気軽に見学にどうぞ！Facebook⇒福井大学救急部・総合診療部

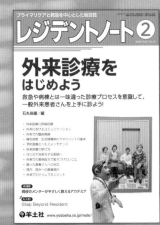
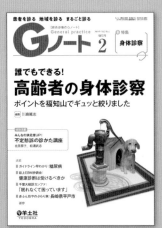
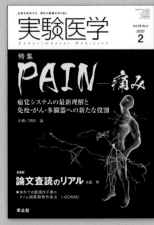

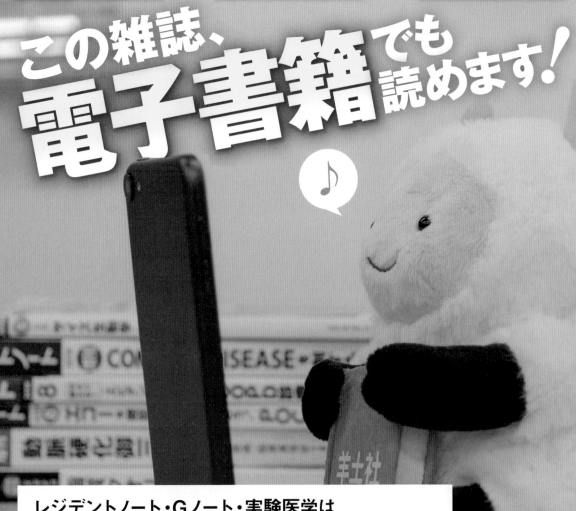

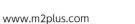

対岸の火事

他山の石

研修医が知って得する日常診療のツボ

中島 伸

他人の失敗を「対岸の火事」と笑い飛ばすもよし，「他山の石」と教訓にするのもよし．研修医時代は言うに及ばず，現在も臨床現場で悪戦苦闘している筆者が，自らの経験に基づいた日常診療のツボを語ります．

その222

これが青春だ！

さて，どうする？

朝の救急，脳外科合同カンファレンスでの出来事です．未明に搬入された外傷患者さんについて症例検討していました．

救急医 「両側の視束管が骨折していて，直接・間接とも対光反射がありません」

脳外科1 「ということは両側失明か」

救急医 「視束管開放術の適応はありますでしょうか？」

脳外科2 「あまりにも成績が悪いから，最近は視束管開放はしてないですねえ」

中 島 「片方の視力が残っていたら視束管開放はしないけど，両側失明やったらせめて一方だけでも視力が戻ることを願いつつ手術することもあるよ」

救急医 「なるほど」

中 島 「手術するとしたら，損傷の少なそうな右側かな」

という結論が出たところで，前夜の当直だった若手先生が遅れて登場しました．

中 島 「今朝未明の外傷の人，右側の視束管開放するぞ」

若 手 「ホンマですか！」

中 島 「少しでも視力が戻ってほしいやろ」

若 手 「えっ，僕がやるんですか？」

中 島 「そや，もちろん僕も助手で入るから」

若 手 「分かりました…」

若手先生が躊躇する気持ちもよくわかります．視束管開放術は視神経や内頸動脈など重要構造物のすぐ近くでドリルを用いるので，もし手が滑ったら大惨事になるからです．しかし，キチンと手順を踏みさえすれば，これまで若手先生が積み上げてきた手術技術の応用で上手くやれるはずです．

血が止まらない！

手術室が空くのを待って，午後から手術がはじまりました．ところが血が止まりません．外傷直後で線溶が亢進しているのでしょう．止血操作ばかりに手がとられて，なかなか前に進めないのです．

中 島 「すみません，トラネキサム酸入れてくれますか」

麻酔科医 「はーい．FFP（fresh frozen plasma：新鮮凍結血漿）も入れた方がいいでしょうか？」

中 島 「お願いします」

若 手 「僕の手技に問題があるのでしょうか？」

中 島 「いやいや，そやないと思うよ．ちなみにDダイマーは？」

手術見学をしていた脳外科研修医が答えます．

研修医1 「今朝のDダイマーは60 μg/mL 以上です」

中 島 「血が止まらんはずや」

若 手 「視神経が見えたので，視束管を削っていいですか？」

中 島 「ダメダメ．もっと広いワーキングスペースをとらないとドリルが入らんよ」

時間がかかってもシルビウス裂を大きく開けて，

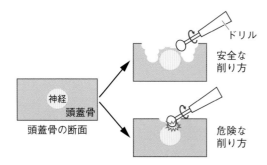

図　ドリルの使い方
ドリルは目標構造物の周囲をなでるように使用すること.

ドリルの入る十分なスペースを確保する必要があります. 焦って, 不十分な展開のまま視束管開放の操作にうつるわけにはいきません (**図**). それにしても脳実質からも硬膜からも皮弁からも, どんどん出血して視野を邪魔します.

中 島 「くそっ, トラネキサム酸とFFPを追加願います」

麻酔科医 「分かりました」

研修医1 「トラネキサム酸, そんなに入れて大丈夫ですか?」

中 島 「どういうことや」

研修医1 「えっと, Lancetに報告されていた論文[1]では受傷から3時間以内なら効果があるって示されていますけど, この人はもう12時間くらい経っていますよね」

中 島 「現に血が止まらへんのやから, 投与するしかないやろ」

研修医1 「3時間過ぎたら血栓性の合併症が増えないですかね?」

中 島 「二律背反やな. 僕はいつもこう考えてるんや. 今起こっている悪いことと, 将来起こるかもしれない悪いこと. どちらの対処を優先するか?」

研修医1 「そりゃ今起こっている悪いことに対処すべきでしょう」

中 島 「この人の場合, 今, 血が止まらないという悪いことが起こってるわけよ. 将来起こるかどうかわからん血栓症のことは後回しで

いいのと違うか?」

研修医1 「確かにそうですね」

研修医はスマホでLancetを読みながら答えます.

どんな手を使ってでも!

若 手 「だんだん血が止まってきました」

中 島 「ようやくいつもの術野になったな. そこのくも膜を切ったら前頭葉と側頭葉がパカッと開くから, いよいよドリリングやな」

若 手 「緊張しますね」

ついに視神経の全貌が現れました. 骨折はあるものの左右とも見える範囲では明らかな損傷はありません. うまく開放して圧迫をとったら視力が戻る可能性があります.

中 島 「ロートンの11番を貸してくれ」

清潔看護師 「はい」

中 島 「ええか, この辺から視神経と前床突起を囲むように硬膜を切るんや」

若 手 「こうですか」

中 島 「そうそう. 基本的には硬膜外から骨を削るんやけどな, ときどき硬膜を翻転して視神経の走行を確認するとええで. 要するにカンニングするんや」

若 手 「中島先生らしいB級テクニックですね」

私は手術目的達成のためならセコイ方法でも卑怯な方法でも, 使えるものは何でも使います.

中 島 「ダイヤモンドバーをくれるか?」

清潔看護師 「はい」

中 島 「えらいでかいなあ. それにこれはダイヤモンドやなくてスチールやがな」

研修医2 「ダイヤモンドとスチールはどう使い分けるんですか?」

中 島 「スチールの方が効率よく削れるけど, ダイヤモンドの方が組織に優しいんや」

研修医2 「イメージと反対ですね」

実際，スチールよりダイヤモンドバーの方が繊細な操作が可能で，直下の硬膜や神経を損傷することなく骨を削ることができます．off the job トレーニングでは，生卵を固定しておき，外の固い殻だけダイヤモンドバーで削ってその直下の薄い卵殻膜を残すように練習します．うまくやらないとブチッと卵白が飛び出してくるので大変ですが，コツをつかめば薄い膜を破らずに殻だけ削ることができるようになります．

中 島「削るときはちゃんと水をかけようぜ．骨が茶色に焦げたら，それは水が足らんということやからな」
若 手「わかりました」
中 島「だんだん調子が出てきたやんか」
若 手「ええ，最初はおっかなびっくりでしたけど」
中 島「視神経の形をイメージして広く薄く削るのがコツや」

そうこうしているうちに視神経の姿がだんだん明らかになってきました．今回は視神経の除圧が目的なので，内頸動脈の露出までは行いません．十分なドリリングを行ったところで視神経を包む硬膜を切開し，視神経を除圧できたところで，終了としました．

無事終了！

すでに午後9時を過ぎていましたが，いつの間にか手術室には脳外科医たちが集まっていました．それぞれに好き勝手な感想を言います．

脳外科1「視束管の先の方をどこまで削るかが迷うとこなんですよね」
脳外科2「あんまり深く削りすぎて視神経や内頸動脈を損傷してもたらエライことやからなあ」
脳外科3「トラネキサム酸とFFPはどれだけ使いましたか？」
麻酔科医「それぞれ3gと12単位です」

無事に手術が終わり，なんとか先発完投をやり切った若手先生も，大勢のギャラリーも達成感に浸っていました．臨床をしていれば「できるかな，ちょっと難しいかも」と思う症例がやってきますが，それらの壁を皆で乗り越えてこそ，人は成長していくのでしょう．私自身も久しぶりに仲間たちとの青春を味わった思いでした．

と，その時．救急外来からの連絡が！

救急医「急性硬膜下血腫が来ました．すぐに手術が必要です」
若手 & 中島「あかーん，ワシらはもう足腰立たん．ギャラリーを呼び戻してくれ！」
研修医2「ちょっと僕が手を下ろして見に行ってきます」

さすがに無限の体力をもつ研修医は元気なもので，救急外来に走っていきます．どうやら私の青春ごっこもここまでのようでした．

最後に1句

久々に　青春時代を　思い出し
　　　　夜まで手術　足腰立たぬ

文 献

1) The CRASH-3 trial collaborators：Effects of tranexamic acid on death, disability, vascular occlusive events and other morbidities in patients with acute traumatic brain injury (CRASH-3)：a randomised, placebo-controlled trial. Lancet, 394：1713-1723, 2019

中島　伸
（国立病院機構大阪医療センター脳神経外科・総合診療科）
著者自己紹介：1984年大阪大学卒業．脳神経外科・総合診療科のほかに麻酔科，放射線科，救急などを経験しました．

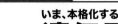

各研究分野を完全網羅した最新レビュー集

実験医学増刊号

年8冊発行 ［B5判］
定価（本体5,400円＋税）

Vol.38 No.2（2020年1月発行）

いま、本格化する
遺伝子治療
遺伝性疾患・がんと戦う新たな一手

編集／小澤敬也

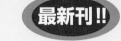
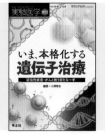

発行 羊土社 YODOSHA
〒101-0052　東京都千代田区神田小川町2-5-1　TEL 03(5282)1211　FAX 03(5282)1212
E-mail：eigyo@yodosha.co.jp
URL：www.yodosha.co.jp/

ご注文は最寄りの書店，または小社営業部まで

お知らせ ●●●

2019年度（第3回）・2020年度（第1回・第2回）リハビリテーション科医になろうセミナー

臨床研修医および転向希望の医師を対象に、リハビリテーション医学の魅力と、その社会的ニーズを学会としてアピールする場として、『リハビリテーション科医になろうセミナー』を「東京」と「大阪」と「福岡」で下記の通り開催することとなりました．ぜひご参加ください．

【開催日時】（東京）2020年2月16日（日）13：00～18：00
　　　　　　（大阪）2020年6月28日（日）13：00～18：00
　　　　　　（福岡）2020年7月11日（土）13：00～18：00
【開催場所】（東京）エッサム本社ビル
　　　　　　（大阪）大阪コロナホテル別館1階
　　　　　　（福岡）リファレンス大博多ビル
【対　象】臨床研修医および転向希望の医師，リハビリテーション科に興味のある医師
　　　　　　※医師向けですが，医学生の参加も可能です．
【受講料】無料
【申込方法】下記7項目を明記の上，事務局担当（seminar@jarm.or.jp）までE-mailでお申込ください．
　1. 参加希望セミナー〔東京は「2/16」，大阪は「6/28」，福岡は「7/11」でご記載くださいませ〕
　2. 氏名　3. 連絡先（連絡先E-mailアドレスと電話番号）
　4. 所属病院名　　　5. 在籍医局名（あれば）
　6. 医師免許取得年　7. 懇談会（無料）参加可否
【申込締切】
（東京）2020年2月10日（月）/（大阪）2020年6月22日（月）/
（福岡）2020年7月　6日（月）
※詳しくは下記をご参照ください．
（東京）http://www.jarm.or.jp/member/calendar/20200216.html
（大阪）http://www.jarm.or.jp/member/calendar/20200628.html
（九州）http://www.jarm.or.jp/member/calendar/20200711.html
【問い合わせ先】
公益社団法人日本リハビリテーション医学会
〒101-0047　東京都千代田区内神田1-18-12 内神田東誠ビル2階
TEL：03-5280-9700　FAX：03-5280-9701
E-mail：seminar@jarm.or.jp

 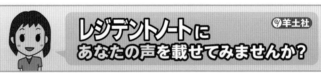

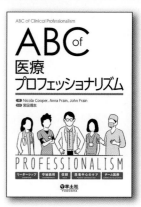

◇◆◇「レジデントノート」取扱書店一覧 ◇◆◇

羊土社の既刊書籍やバックナンバーを店頭に備えております. どうぞご利用ください.

＜北海道＞

札幌	紀伊國屋書店　札幌本店	011-231-2131
	コーチャンフォー　美しが丘店	011-889-2000
	コーチャンフォー　札幌ミュンヘン大橋店	011-817-4000
	コーチャンフォー　新川通り店	011-769-4000
	札幌医科大学丸善大学書房	011-616-0057
	三省堂書店　札幌店	011-209-5600
	北海道大学生協　書籍部北部店	011-747-2182
	MARUZEN＆ジュンク堂書店　札幌店	011-223-1911
小樽	喜久屋書店　小樽店	0134-31-7077
函館	昭和書房	0138-54-3316
旭川	コーチャンフォー　旭川店	0166-76-4000
	ジュンク堂書店　旭川店	0166-26-1120
	ジュンク堂書店　旭川医科大学店	0166-68-2773
北見	コーチャンフォー　北見店	0157-26-1122

＜東 北＞

青森	ジュンク堂書店　弘前中三店	0172-34-3131
	弘前大学生協　医学部店書籍部	0172-35-3275
岩手	エムズエクスポ　盛岡店	019-648-7100
	ジュンク堂書店　盛岡店	019-601-6161
	東山堂　北日本医学書センター	019-637-3831
	丸善　岩手医科大学矢巾売店	019-697-1651
	MORIOKA TSUTAYA	019-613-2588
宮城	アイエ書店	022-738-8670
	東北大学生協　星陵店書籍部	022-275-1093
	丸善仙台アエル店	022-264-0151
秋田	秋田大学生協　医学部	0188-31-5806
	ジュンク堂書店　秋田店	018-884-1370
	西村書店　秋田MB	018-835-9611
山形	高陽堂書店	0236-31-6001
	山形大学生協　飯田店書籍部	0236-42-4590
福島	福島県立医科大学ブックセンター	0245-48-2533
	ジュンク堂書店　郡山店	024-927-0440

＜関 東＞

茨城	ACADEMIA　イーアスつくば店	029-868-7407
	丸善筑波大学医学群売店	0298-58-0424
栃木	うさぎや　自治医大店	0285-44-7637
	大学書房　自治医大店	0285-44-8061
	大学書房　獨協医大店	0282-86-2850
	廣川書店　獨協医大店	0282-86-2960
群馬	紀伊國屋書店　前橋店	027-220-1830
	群馬大学生協　昭和店	027-233-9558
	戸田書店　高崎店	027-363-5110
	廣川書店　高崎本店	0273-22-4804
	廣川書店　前橋店	027-231-3077
埼玉	紀伊國屋書店　さいたま新都心店	048-600-0830
	三省堂ブックポート大宮	048-646-2600
	大学書房　大宮店	048-648-5643
	戸田書店　熊谷店	048-599-3232
	文光堂書店　埼玉医科大学店	0492-95-2170
千葉	紀伊國屋書店　流山おおたかの森店	04-7156-6111
	くまざわ書店　ペリエ千葉本店	043-202-2900
	三省堂書店　千葉そごうブックセンター	043-245-8331
	志学書店	043-224-7111
	志学書店　日本医科大店	0476-99-1170
	ジュンク堂書店　南船橋店	047-401-0330
	千葉大学生協　亥鼻店	043-222-4912
	丸善　津田沼店	0474-70-8313
神奈川	ACADEMIA　港北店	045-941-3320
	紀伊國屋書店　聖マリアンナ医大売店	044-977-8721
	紀伊國屋書店　横浜店	045-450-5901
	三省堂書店　新横浜店	045-478-5520
	ジュンク堂書店　藤沢店	0466-52-1211
	阪急ブックファースト 青葉台店	045-989-1781
	丸善　ラゾーナ川崎店	044-520-1869

	有隣堂　本店医学書センター	045-261-1231
	有隣堂　北里大学売店	0427-78-5201
	有隣堂　横浜西口医学書センター	045-311-6265
	横浜市立大学生協医学部福浦店	045-785-0601

＜東 京＞

千代田区	三省堂書店本店メディカルブックセンター	03-3233-3312
	三省堂書店有楽町店	03-3292-7653
	丸善　お茶の水店	03-3295-5581
	丸善　丸の内本店	03-5288-8881
中央区	丸善　日本橋店	03-3272-7211
	八重洲ブックセンター	03-3281-1811
港区	文永堂書店（慈恵医大内）	03-3431-5805
新宿区	紀伊國屋書店　新宿店	03-3354-0131
	慶應義塾大学生協　信濃町店	03-3341-6355
	三省堂書店　女子医大店	03-3203-8346
	ブックファースト新宿店	03-5339-7611
文京区	東京医科歯科大学生協	03-3818-5232
	東京大学生協　本郷書籍部	03-3811-5481
	文光堂書店　本郷店	03-3815-3521
	文光堂書店　日医店	03-3824-3322
品川区	医学堂書店	03-3783-9774
	昭和大学生協	03-3784-8268
大田区	稲垣書店	03-3766-0068
	丸善　東邦大学売店	03-5753-1466
世田谷区	紀伊國屋書店　玉川高島屋店	03-3709-2091
渋谷区	MARUZEN＆ジュンク堂書店　渋谷店	03-5456-2111
豊島区	三省堂書店　池袋本店	03-6864-8900
	ジュンク堂書店　池袋店	03-5956-6111
板橋区	文光堂書店　板橋大日店	03-3958-5224
	帝京ブックセンター	03-6912-4081
都下	オリオン書房ノルテ店	042-527-1231
	木内書店	0423-45-7616
	コーチャンフォー　若葉台店	042-350-2800
	文光堂　杏林大学医学部店	0422-48-0335
	ジュンク堂書店　吉祥寺店	0422-28-5333
	ジュンク堂書店　立川高島屋店	042-512-9910
	MARUZEN　多摩センター店	042-355-3220

＜甲信越・北陸＞

山梨	ジュンク堂書店　岡島甲府店	055-231-0606
	丸善山梨大学医学部購買部	055-220-4079
	明倫堂書店　甲府店	0552-74-4331
長野	信州大学生協松本書籍部	0263-37-2983
	平安堂　長野店	026-224-4545
	MARUZEN　松本店	0263-31-8171
	宮脇書店　松本店	0263-24-2435
	明倫堂書店	0263-35-4312
新潟	紀伊國屋書店　新潟店	025-241-5281
	考古堂書店	025-229-4050
	考古堂書店　新潟大学医学部店	025-223-6185
	ジュンク堂書店　新潟店	025-374-4411
	西村書店	025-223-2388
	新潟大学生協池原店	025-223-2565
	宮脇書店　長岡店	0258-31-3700
富山	紀伊國屋書店　富山店	076-491-7031
	中田図書販売　富山大学杉谷キャンパス売店	0764-34-0929
	中田図書販売　大泉本社	0764-21-0100
	Booksなかだ本店　専門書館	0764-92-1197
石川	うつのみや　金沢香林坊店	076-234-8111
	金沢大学生協　医学部店	076-264-0583
	金沢ビーンズ明文堂書店　金沢県庁前本店	076-239-4400
	紀伊國屋書店　金沢医大ブックセンター	076-286-1874
	前田書店	076-261-0055
福井	勝木書店　新二の宮店	0776-27-4678
	勝木書店　福井大学医学部店	0776-61-3300

＜東 海＞

岐阜	岐阜大学生協　医学部店	058-230-1164
	自由書房　新高島屋	058-262-5661
	丸善　岐阜店	058-297-7008
静岡	ガリバー　浜松店	053-433-6632
	戸田書店　静岡本店	054-205-6111
	マルサン書店　仲見世店	0559-63-0350
	MARUZEN＆ジュンク堂書店　新静岡店	054-275-2777
	谷島屋　浜松医大売店	053-433-7837
	谷島屋　浜松本店	053-457-4165
愛知	大竹書店	052-262-3828
	三省堂書店　名古屋本店	052-566-6801
	名古屋市立大学生協　医学部店	052-852-7346
	名古屋大学生協　医学部店	052-731-6815
	丸善　愛知医大売店	052-264-4811
	MARUZEN　名古屋本店	052-238-0320
	丸善　藤田保健衛生大学売店	0562-93-2582
三重	三重大学生協　BII店	0592-32-9531
	ワニコ書店	0592-31-3000

＜関 西＞

滋賀	大垣書店　フォレオ大津一里山店	077-547-1020
	滋賀医科大学生協	077-548-2134
京都	大垣書店　イオンモールKYOTO店	075-692-3331
	ガリバー　京都店	075-751-7151
	京都大学生協　南部ショップ	075-752-1686
	京都府立医科大学生協医学部店	075-251-5964
	神陵文庫　京都営業所	075-761-2181
	辻井書院	075-791-3863
	丸善　京都本店	075-253-1599
大阪	アゴラブックセンター	072-621-3727
	大阪市立大学生協　医学部店	06-6645-3641
	大阪大学生協　医学部店	06-6878-7062
	紀伊國屋書店　梅田本店	06-6372-5824
	紀伊國屋書店　近畿大学医学部ブックセンター	072-368-6190
	紀伊國屋書店　グランフロント大阪店	06-7730-8451
	ジュンク堂書店　大阪本店	06-4799-1090
	ジュンク堂書店　近鉄あべのハルカス店	06-6626-2151
	ジュンク堂書店　高槻店	072-686-5300
	ジュンク堂書店　難波店	06-4396-4771
	神陵文庫　大阪支店	06-6223-5511
	神陵文庫　大阪医科大学店	0726-83-1161
	神陵文庫　大阪大学医学部病院店	06-6879-6581
	MARUZEN＆ジュンク堂書店　梅田店	06-6292-7383
	ワニコ書店　枚方店	072-841-5444
兵庫	紀伊國屋書店　兵庫医科大学売店	0798-45-6446
	神戸大学生協　医学部メディカ・アトリウム店	078-371-1435
	ジュンク堂書店　三宮店	078-392-1001
	ジュンク堂書店　姫路店	079-221-8280
	神陵文庫　本社	078-511-5551
奈良	奈良栗田書店	0744-24-3225
和歌山	神陵文庫　和歌山店	073-433-4751
	TSUTAYA WAY・ガーデンパーク　和歌山店	073-480-5900
	和歌山県立医科大学生協	0734-48-1161

＜中 国＞

鳥取	鳥取大学生協　医学部ショップ	0859-31-6030
島根	島根井上書店	0853-22-6577
	島根大学生協医学部店	0853-31-6322
岡山	岡山大学生協コジカショップ	086-235-7047
	喜久屋書店　倉敷店	086-430-5450
	紀伊國屋書店　クレド岡山店	086-212-2551
	神陵文庫　岡山営業所	086-223-8387
	泰山堂書店　川崎医大売店	086-462-2822
	泰山堂書店　鹿田本店	086-226-3211
	津山ブックセンター	0868-26-4047
	丸善　岡山シンフォニービル店	086-233-4640
広島	井上書店	082-254-5252
	紀伊國屋書店　広島店	082-225-3232
	紀伊国屋書店　ゆめタウン広島店	082-250-6100

	ジュンク堂書店　広島駅前店	082-568-3000
	神陵文庫　広島営業所	082-232-6007
	広島大学生協　霞店	082-257-5943
	フタバ図書　TERA広島府中店	082-561-0771
	フタバ図書　MEGA	082-830-0601
	MARUZEN　広島店	082-504-6210
山口	井上書店　宇部店	0836-34-3424
	山口大学生協　医心館ショップ	0836-22-5067

＜四 国＞

徳島	紀伊國屋書店　徳島店	088-602-1611
	久米書店	088-623-1334
	久米書店　徳島大前店	088-632-2663
	徳島大学生協　蔵本店	088-633-0691
香川	ジュンク堂書店　高松店	087-832-0170
	宮脇書店　本店	087-851-3733
	宮脇書店　香川大学医学部店	087-898-4654
	宮脇書店　総本店	087-823-3152
	宮脇書店　南本店	087-869-9361
愛媛	紀伊國屋書店　いよてつ高島屋店	089-932-0005
	ジュンク堂書店　松山店	089-915-0075
	新丸三書店	089-955-7381
	新丸三書店　愛媛大学医学部店	089-964-1652
	宮脇書店　新居浜本店	0897-31-0586
高知	金高堂　本店	088-822-0161
	金高堂　高知大学医学部店	088-866-1461

＜九州・沖縄＞

福岡	井上書店　小倉店	093-533-5005
	喜久屋書店　小倉店	093-514-1400
	紀伊國屋書店　久留米店	0942-45-7170
	紀伊國屋書店　福岡本店	092-434-3100
	紀伊國屋書店　ゆめタウン博多店	092-643-6721
	九州神陵文庫　本社	092-641-5555
	九州神陵文庫　久留米大学医学部店	0942-34-8660
	九州神陵文庫　福岡大学医学部店	092-801-1011
	九州大学生協　医系書籍部	092-651-7134
	ジュンク堂書店　福岡店	092-738-3322
	白石書店　産業医科大学売店	093-693-8300
	ブックセンタークエスト小倉本店	093-522-3912
	MARUZEN　博多店	092-413-5401
佐賀	紀伊國屋書店　佐賀医大ブックセンター	0952-30-0652
	紀伊國屋書店　佐賀店	0952-36-8171
長崎	紀伊國屋書店　長崎店	095-811-4919
	長崎大学生協　医学部店	095-849-7159
熊本	九州神陵文庫　熊本大学医学部病院店	096-373-5884
	金龍堂書店　まるぶん店	096-356-4733
	熊本大学生協　医学店	096-373-5433
	蔦屋書店　熊本三年坂店	096-212-9111
大分	紀伊國屋書店　大分店	097-552-6100
	九州神陵文庫　大分営業所	097-549-3133
	九州神陵文庫　大分大学医学部店	097-549-4881
	ジュンク堂書店　大分店	097-536-8181
	明林堂書店　大分本店	097-573-3400
宮崎	メディカル田中	0985-85-2976
鹿児島	鹿児島大学生協　桜ヶ丘店	099-265-4574
	紀伊國屋書店　鹿児島店	099-812-7000
	九州神陵文庫　鹿児島営業所	099-225-6668
	ジュンク堂書店　鹿児島店	099-216-8838
	ブックスミスミ　オプシア	099-813-7012
沖縄	琉球光和考文堂	098-945-5050
	ジュンク堂書店　那覇店	098-860-7175

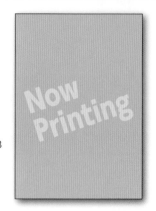

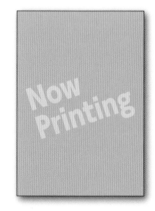
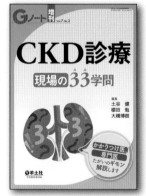

プライマリケアと救急を中心とした総合誌

レジデントノート

年間総目次
2019–2020 Vol.21–No.1〜18

バックナンバーは全巻おそろいですか？
年間の内容を項目別にご紹介します

◆ 特 集 ◆

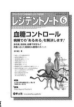
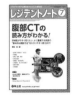
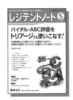

■ Vol.21-No.7 ‥‥‥ **2019年8月号**

特　集：**臨床予測ルールを
救急で正しく活用しよう！**

Clinical prediction rule
「そのルール、目の前の患者さんに
使っていいんですか？」
論文から読み解く本当の目的と使いどころ

白石　淳／編

■ Vol.21-No.9 ‥‥‥ **2019年9月号**

特　集：**人工呼吸管理・NPPVの基本、
ばっちり教えます**

西村匡司／編

■ Vol.21-No.10 ‥‥ **2019年10月号**

特　集：**救急でのエラー
なぜ起きる？　どう防ぐ？**

思い込み、行きちがい、ストレスなど
研修医がよく出合う
シチュエーションを認識しよう

坂本　壮／編

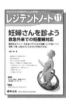

■ Vol.21-No.12 ‥‥ **2019年11月号**

特　集：**妊婦さんを診よう
救急外来での妊産婦対応**

薬剤投与やエコーを安全に行うための
知識・コツが身につく！
発熱、打撲、出血などに
ためらわず対応できる！

加藤一朗／編

■ Vol.21-No.13 ‥‥ **2019年12月号**

特　集：**うまく使おう！ 外用薬**

研修医も知っておきたい、
外皮用薬・坐剤・点眼薬などの
選び方と使いどころ

原田　拓／編

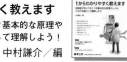
◆　連　載　◆

（右の数字は「No.-ページ」．**完**マークは終了している連載です）

増刊

レジデントノート 次号 **4** 月号 予告

（Vol.22 No.1）2020 年 4 月 1 日発行

特 集

救急ドリル （仮題）

編集／坂本　壮（国保旭中央病院 救急救命科）

「救急での対応」は研修医の皆さんにとって大きな関心事のひとつかと思います．解説書やマニュアル本をたくさん読んでも，実際の現場において，学んだことを踏まえうまく立ち回るのはなかなか難しいものでしょう．
4月号では，救急外来でよく出会う症候について，症例を謎解きしていくような形で選択問題と解説を設け，知識の定着と実臨床に応用できる知恵を伝授します．

連 載

新連載 症例から深める Basic Lab （基本検査所見）
………………………………………………… 監修／濱口杉大（福島県立医科大学 総合内科）

その他

★ 2020 年春，知識の定着にオススメの「ドリル」を続々発行します★
レジデントノートでは問題集形式の月刊・増刊を連続刊行！
どうぞご期待ください！

レジデントノート購入のご案内

これからも臨床現場での「困った！」「知りたい！」に答えていきます！

年間定期購読 (送料無料)

● 通常号 (月刊2,000円×12冊)
　…………… 定価 (本体24,000円＋税)

● 通常号＋増刊号
　(月刊2,000円×12冊＋増刊4,700円×6冊)
　…………… 定価 (本体52,200円＋税)

● 通常号＋WEB版 ※1
　…………… 定価 (本体27,600円＋税)

● 通常号＋WEB版 ※1＋増刊号
　…………… 定価 (本体55,800円＋税)

※1 WEB版は通常号のみのサービスとなります
※2 海外からのご購読は送料実費となります

便利でお得な年間定期購読をぜひご利用ください！

✓送料無料※2
✓最新号がすぐ届く！
✓お好きな号からはじめられる！
✓WEB版でより手軽に！

下記でご購入いただけます

● お近くの書店で
　レジデントノート取扱書店 (小社ホームページをご覧ください)

● ホームページから または 小社へ直接お申し込み
　www.yodosha.co.jp/
　TEL 03-5282-1211 (営業) FAX 03-5282-1212

◆ 編集部より ◆

　3月号の特集は「血液浄化療法」．複雑で難しいと思われがちな原理や使い方について，CHDFを軸にわかりやすくご解説いただきました．本特集をご覧になられた先生方はきっと，目の前の機器によって何が起きているのかを理解したうえで管理や調整を行っていただけることと存じます．

　気温差の激しい日が続いて，皆さまのお勤め先も慌ただしいかと思いますが，研修へのモチベーションを高める際にはぜひ小誌をお役立てください． (伊藤)

レジデントノート

Vol. 21 No. 18 2020 〔通巻292号〕
2020年3月1日発行 第21巻 第18号
ISBN978-4-7581-1640-4

定価 本体2,000円＋税 (送料実費別途)

年間購読料
　24,000円＋税 (通常号12冊, 送料弊社負担)
　52,200円＋税 (通常号12冊, 増刊6冊, 送料弊社負担)
　※海外からのご購読は送料実費となります
　※価格は改定される場合があります

郵便振替 00130-3-38674

© YODOSHA CO., LTD. 2020
Printed in Japan

発行人	一戸裕子	
編集人	久本容子	
副編集人	保坂早苗	
編集スタッフ	田中桃子, 遠藤圭介, 清水智子	
	伊藤 駿, 西條早絢	
広告営業・販売	松本崇敬, 中村恭平, 加藤 愛	
発行所	株式会社 羊 土 社	
	〒101-0052 東京都千代田区神田小川町2-5-1	
	TEL 03(5282)1211／FAX 03(5282)1212	
	E-mail eigyo@yodosha.co.jp	
	URL www.yodosha.co.jp/	
印刷所	三報社印刷株式会社	
広告申込	羊土社営業部までお問い合わせ下さい.	

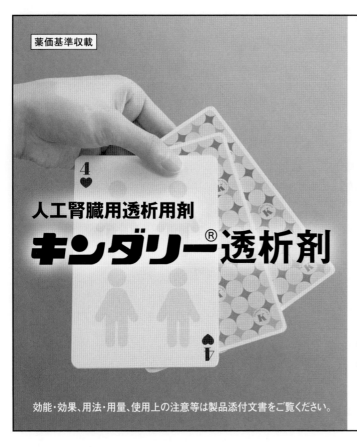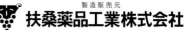

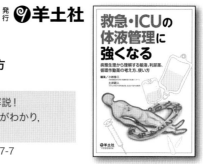

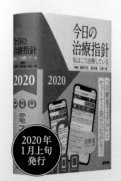

  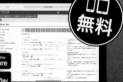
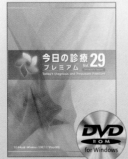

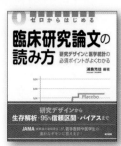

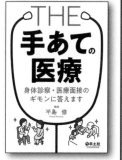
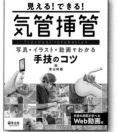

初・中級者のための 読み解く 疫学スタンダード

奈良県立医科大学　副学長
車谷典男 著

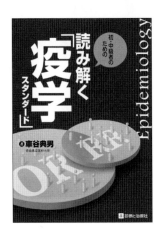

本書は，疫学について幅広く，かつこの次に読むのは各領域に特化した疫学の専門書というレベルを目指した教科書です．学部の初学者から大学院生，疫学の理解を必要とする研究者や保健行政職，疫学の専門的知識に興味をもったりその獲得を目指す方々までを対象としたもので，疫学，衛生学，公衆衛生学，予防医学のみならず，看護学，保健学，栄養学，薬学，生物統計学など，疫学が少しでも含まれる分野で活用されることを願っています．

□B5判　280頁
定価（本体4,800円＋税）
ISBN978-4-7878-2350-2

診断と治療社

〒100-0014　東京都千代田区永田町2-14-2山王グランドビル4F
電話 03（3580）2770　FAX 03（3580）2776
http://www.shindan.co.jp/
E-mail:eigyobu@shindan.co.jp

（19.10）

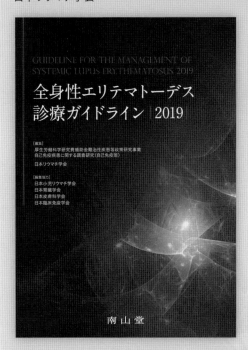

レジデントノート　3月号
掲載広告　INDEX